Pohlmann-Eden · Steinhoff
Antiepileptika
verstehen

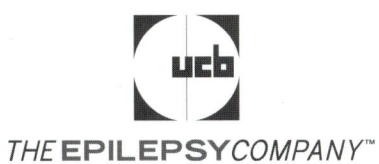

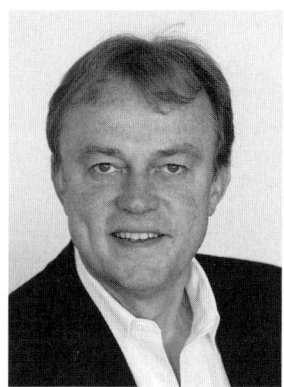

Prof. Dr. med. Bernd Pohlmann-Eden ist Facharzt und Professor für Neurologie und Gesundheitswissenschaften. Seit 2003 ist er Ärztlicher Leiter des Epilepsiezentrums Bethel-Kliniken in Bielefeld und wissenschaftlicher Geschäftsführer der Gesellschaft für Epilepsieforschung.

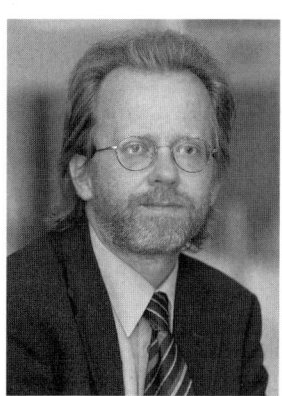

Prof. Dr. med. Bernhard J. Steinhoff ist Facharzt für Neurologie und Professor für Neurologie und Klinische Neurophysiologie. Er leitet als Ärztlicher Direktor das Epilepsiezentrum Kork in Kehl-Kork (Baden).

Prof. Dr. med. Bernd Pohlmann-Eden
Prof. Dr. med. Bernhard J. Steinhoff

Antiepileptika verstehen

■ Ein Wegweiser durch den
Medikamenten-Dschungel

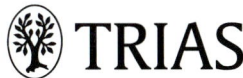

Geleitwort
zur 1. Auflage

Durch die Erforschung der Grundlagenmechanismen und klinischen Manifestationsformen der Epilepsien konnten in den letzten Jahren wesentliche Erkenntnisse zur Verbesserung der Epilepsietherapie gewonnen werden. Eine wichtige Voraussetzung zur optimalen Behandlung ist neben der exakten Diagnose und adäquaten Auswahl der Medikation die Konstanz der Einnahme über lange Zeiträume. Sie wird wesentlich durch die Compliance des Patienten mitbestimmt. Eine wichtige Voraussetzung für eine gute Compliance ist wiederum die eingehende und sachdienliche Aufklärung des Patienten. Als ehemals Vorsitzender der Liga gegen Epilepsie hielt ich die Gründung einer Nebenwirkungskommission für zweckmäßig, um aus ärztlicher Sicht zusätzliche Hilfe für eine ausgewogene Information über Antiepileptika und den rationalen Umgang mit möglichen Nebenwirkungen zu unterstützen. Dieser Aufgabe ist die Kommission mit der vorliegenden Publikation erfolgreich nachgekommen.

Erlangen, November 1999

Prof. Dr. H. Stefan

Vorwort
zur 4., überarbeiteten Auflage

Es sind nur knapp drei Jahre seit der letzten Auflage vergangen. Bedingt durch neue Erkenntnisse zu bereits verfügbaren Medikamenten und vor allem durch die Zulassung von zwei weiteren Antiepileptika auf dem deutschen Markt war es notwendig, unser bewusst einfach und verständlich gehaltenes »Aufklärungsbuch« neu zu überarbeiten. Wir haben versucht, dies im Sinne der Erstauflage zu tun und vor allem dafür zu sorgen, dass unbegründete, oftmals durch verwirrende Beipackzettel und unkritische Kolportage von Nebenwirkungen ausgelöste Ängste genommen werden und sich die Leser darüber informieren können, welche Begleiterscheinungen antiepileptischer medikamentöser Behandlung wirklich häufig vorkommen oder medikamententypisch und gefährlich sind, und wie sich hiervon betroffene Patienten je nach Situation verhalten sollten. Wir haben uns außerdem bemüht, alle relevanten praktischen Aspekte aktuell zu beleuchten: So wird zum Beispiel auf die Bedeutung von Generika eingegangen oder das Vorgehen skizziert, wenn ein Präparat wie Barbexaclon ausläuft und eine Umstellung auf Phenobarbital notwendig wird.

Wir freuen uns, dass unser Buch in der Vergangenheit auf großes Interesse gestoßen ist und sich in einer verbesserten Arzt-Patienten-Kommunikation bewährt hat. Dies bestärkt uns in der Überzeugung, das begonnene Konzept fortzuführen und verpflichtet uns zum Anspruch, möglichst aktuell und verständlich über neue Entwicklungen der Medikamentenbehandlung zu berichten.

Bielefeld-Bethel und Kehl-Kork, Juni 2006

Bernd Pohlmann-Eden
Bernhard J. Steinhoff

Inhalt

Einführung

Als langjährige Mitglieder der deutschen Sektion der Internationalen Liga gegen Epilepsie (Deutsche Gesellschaft für Epileptologie) möchten wir unsere Erfahrungen mit Medikamenten gegen Epilepsie und mit deren Nebenwirkungen weitergeben. Es sind Erfahrungen, die wir im Rahmen einer speziell gebildeten Kommission noch vertiefen konnten. Aus diesem Wunsch ist der vorliegende Wegweiser für Betroffene entstanden, die aktiv an ihrer medikamentösen Therapie teilnehmen und gemeinsam mit dem behandelnden Arzt die Kontrolle etwaiger Nebenwirkungen erreichen wollen.

Das völlig nebenwirkungsfreie Medikament wird es aller Wahrscheinlichkeit nach nicht geben. Das Augenmerk des Betroffenen und der zu Rate gezogenen Ärzte wird sich daher stets auch auf mögliche Nebenwirkungen richten müssen. Bei der Erforschung und Entwicklung neuer Medikamente gegen Epilepsie wird zwar als ein wesentliches Ziel Nebenwirkungsarmut angestrebt, aber zum einen bedeutet das nicht deren völlige Beseitigung, und zum anderen wird bei neuen Mitteln erst lange Erfahrung in der Praxis zeigen, inwieweit das Ziel erreicht wurde. Trotz sorgfältigster Untersuchungen und strengster staatlicher Prüfungsauflagen lässt sich insbesondere über Langzeitnebenwirkungen erst nach Jahren Gültiges sagen.

Nebenwirkungen können Angst machen. Das kann begründet und nützlich sein, weil es zur Vorsicht mahnt. Vielfach aber werden unnötige Ängste erzeugt. Daher sollten die Betroffenen Folgendes erkennen und unterscheiden:

Unbegründete Ängste entstehen aus Mangel an Information, aus Unkenntnis der tatsächlichen Nebenwirkungen, aus deren falscher Einschätzung, durch Panikmache von Schwarzmalern und durch Vorurteile.

Begründete Ängste hingegen beruhen auf Wissen: auf der Kenntnis von Forschungsergebnissen zu unerwünschten Arzneimittelwirkungen, über die mit einer gewissen Wahrscheinlichkeit zu vermutenden Nebenwirkungen, über Vorerkrankungen und anderes. Auch ein gestörtes Vertrauensverhältnis zum behandelnden Arzt weckt begründete Ängste, da Vertrauen Grundlage allen Therapieerfolgs ist.

Empfehlung für Betroffene

Nach Abschluss der Untersuchungen sollten Sie den Arzt um ein ausführliches Gespräch über die Nebenwirkungen der verordneten Medikamente bitten. Es empfiehlt sich, zuvor den Beipackzettel durchzulesen und Fragen für das Gespräch zu notieren. Dabei sollten Sie alle Ängste und Sorgen ansprechen, auch wenn sich einige dann als unbegründet herausstellen. Und: Beharren Sie auf einer zufrieden stellenden Antwort! Stellen sich neue Fragen, sollten Sie diese ebenfalls notieren und besprechen, insbesondere bei Umstellung auf andere Medikamente. Die mögliche gegenseitige Beeinflussung der verschiedenen Medikamente ist in einem solchen Fall wichtig und die Frage, was das für Maßnahmen erforderlich macht.

Nur auf der Basis gegenseitigen Vertrauens wird eine gute Lösung des Problems der Nebenwirkungen glücken. Dazu ist die Mitarbeit des Betroffenen ebenso wichtig wie die Zuwendung des Arztes!

In den Langzeitbereichen von Epilepsiezentren leben Menschen mit schwersten Epilepsien unter hoch dosierten Medikamentenkombinationen. Intensive Untersuchungen dort haben ergeben, dass bei der gebotenen ständigen ärztlichen Überwachung keine bleibenden Medikamentenschäden entstehen müssen – auch nicht bei alten Menschen. Dennoch lernen auch wir Ärzte ständig mehr über akute und langfristige Nebenwirkungen. Diese verbesserten Kenntnisse tragen dazu bei, dass immer aufmerksamer auch von Seiten der Ärzte auf mögliche Nebenwirkungen geachtet werden kann. Eine solche umfassende Betreuung ist auch ambulant überall möglich. Allerdings muss der behandelnde Arzt über die Nebenwirkungen und ihre Behandlung genauestens informiert sein und sich bemühen, auf dem neuesten Stand zu bleiben. Im speziellen Fall erhält er die entsprechenden Informationen über die den Ärzten zugänglichen Datenbanken.

Im Folgenden sollen Sie über die Nebenwirkungen der einzelnen Medikamente informiert werden. Man strebt zu Beginn jeder Therapie die Behandlung mit nur einem Medikament an (Monotherapie). Es sollte eines der ersten Wahl sein, also eines, mit dem Aussicht auf bestmöglichen Erfolg besteht. Grundsätzlich gibt es jedoch auch bei den Medikamenten der ersten Wahl keine Garantie für einen vollen oder auch nur teilweisen Erfolg, obschon die Chancen gut sind. Erst der Verlauf der Therapie wird letztlich zeigen, ob Sie auf das ausgewählte Präparat ansprechen. Weshalb ein Medikament bei einem Patienten wirkt und beim anderen Patienten nicht, obwohl er die gleiche Art von Epilepsie hat, ist bis heute noch nicht geklärt.

Wenn alle Bemühungen einer Behandlung mit nur einem Medikament fehlschlagen, muss auf eine Kombination von Medikamenten zurückgegriffen werden. Man nimmt dabei allerdings ein höheres Risiko von Nebenwirkungen in Kauf als bei der Monotherapie. Das sollte Ihnen klar sein, und das muss Ihr Arzt besonders berücksichtigen. Näher soll auf dieses Problem bei der Besprechung der einzelnen Medikamente eingegangen werden.

Wichtigstes Ziel jeder medikamentösen Behandlung ist die individuell optimale gleichmäßige Konzentration des Medikaments im Blut. Dies gelingt nur bei regelmäßiger und pünktlicher Einnahme der Tabletten. Halten Sie sich daran nicht, verlieren diese womöglich ihre Wirkung. Auch kann dann das Risiko von Nebenwirkungen wachsen.

Alkohol

Mit Alkohol sollten Sie während der Einnahme von antiepileptischen Medikamenten sehr vorsichtig umgehen; die Wirkung des Alkohols verstärkt sich unter Umständen. Auch ist Alkohol meist anfallsfördernd, so dass Sie eine Zunahme der Anfallshäufigkeit riskieren. Ein Glas Bier oder Wein bei besonderen Anlässen schadet in aller Regel jedoch nicht. Hochprozentige Alkoholika dagegen (Schnaps, Whisky, Aperitife usw.) sollten Sie unbedingt meiden, da der in kurzer Zeit im Blut anflutende Alkohol die Krampfschwelle kritisch senken kann. Als Führerscheininhaber riskieren Sie durch Alkohol zudem den Verlust Ihrer Fahrerlaubnis – und gefährden die anderen Verkehrsteilnehmer –, denn die Kombination mit Antiepileptika setzt die Fahrtauglichkeit unter Umständen schon nach geringen Alkoholmengen gefährlich herab.

Verhütung, Schwangerschaft, Stillen

Wie mit Antiepileptika in der Familienplanung, in der Schwangerschaft und während des Stillens umzugehen ist, das hängt vom Einzelfall, vor allem vom jeweiligen Medikament ab. Deshalb finden Sie Antworten auf diese Fragen bei den einzelnen Medikamenten. Eine Grundregel aber gilt immer: Sie sollten das Thema *vor* dem »Ernstfall« mit dem betreuenden Nervenarzt *und* mit dem Frauenarzt besprechen. Jede Epilepsie liegt anders, und Ihre persönliche Situation spielt natürlich auch eine wesentliche Rolle. Außerdem lassen sich bei eingetretener Schwangerschaft optimale Lösungen nicht mehr oder doch nicht immer anbieten. Bei besonderen Schwierigkeiten sollte der Spezialist

(d. h. der Facharzt für Neurologie und Psychiatrie mit Erfahrung in der Behandlung Epilepsieerkrankter) zu Rate gezogen werden. Es ist von großer Bedeutung, dass Sie Ihren Arzt frühzeitig über einen Schwangerschaftswunsch bzw. eine bereits eingetretene Schwangerschaft unterrichten. Nur so ist gewährleistet, dass den Besonderheiten bei einer Schwangerschaft bei Epilepsie und unter Einnahme von Antiepileptika Rechnung getragen werden kann. Ferner ergibt sich durch die frühzeitige Information die Möglichkeit, den Verlauf Ihrer Schwangerschaft zu dokumentieren und anonym im europaweiten Schwangerschaftsregister EURAP zu sammeln. Erkenntnisse, die man auf diese Weise gewinnt, werden dazu beitragen, dass die Beratungsqualität in den nächsten Jahren zunimmt und haben bereits heute dazu beigetragen, dass man davon ausgeht, dass eines der neueren Antiepileptika (Lamotrigin, siehe dort) in Monotherapie zu den unbedenklicheren Medikamenten während der Schwangerschaft gezählt wird. Wir hoffen, dass die zusätzlichen Informationen aus dem Schwangerschaftsregister uns bald auch in die Lage versetzen werden, zu anderen neuen Medikamenten in dieser wichtigen Frage uns präziser als heute äußern zu können.

Generika – was ist das?

Wenn Ihr behandelnder Arzt sagt, dass er Ihnen ein preiswerteres Präparat anbieten kann, das den gleichen Wirkstoff enthält wie das Originalpräparat, handelt es sich mit hoher Wahrscheinlichkeit um ein so genanntes Generikum (Mehrzahl: Generika). Ein Generikum ist ein Nachahmerpräparat der Originalsubstanz (jene Substanz, die aufwändig entwickelt, getestet und für eine Indikation erstmalig zugelassen wird) und kommt auf den Markt, wenn der Patentschutz der Originalsubstanz abgelaufen ist. Es ist in aller Regel deutlich günstiger und kann bezüglich seiner Kapsel- und Tablettenhüllstruktur ganz anders aufgebaut sein, auch wenn die darin enthaltene Wirksubstanz und Dosis dieselbe sind. Für die Zulassung eines Generikums ist es daher erforderlich, dass die Verfügbarkeit im Körper nach oraler Aufnahme (so genannte Bioäquivalenz) im Bereich von 80 bis 125 % des Originalpräparats liegt.

In vielen Fällen ist ein Generikum eine wirtschaftlich günstige, medizinisch gleichwertige Lösung. Dies gilt vor allem für Ersteinstellungen. Problematisch gesehen (Richtlinien der Fachgesellschaft) wird allerdings der Wechsel von einem Originalpräparat auf ein günstigeres Generikum, wenn Anfallsfreiheit vorliegt: Hier können die oben beschriebenen Unterschiede in der Bioverfügbarkeit bereits in einzelnen Fällen zum Absinken des Serumspiegels und zum Nachlassen der Wirkung führen und in der Folge das Wiederauftreten von Anfällen mit sich bringen – oder sie gehen mit höheren Blutspiegeln und Nebenwirkungen einher. Alle anderen denkbaren Varianten sollten Sie gegebenenfalls mit Ihrem Spezialisten (**S**) sorgfältig besprechen.

Benutzungshinweis

Im Folgenden finden Sie »Porträts« der wichtigsten Antiepileptika, geordnet nach dem Wirkstoff unter Nennung der gängigen Handelsnamen. Die Texte unterrichten über Wirkungsweise, Anwendungsgebiet und natürlich über etwaige Nebenwirkungen. Diese werden so vorgestellt, dass Sie sie richtig einzuschätzen lernen und wissen, wann ein Arzt oder Facharzt aufzusuchen ist. Grundsätzlich gilt, dass schwere Nebenwirkungen, seien sie häufig oder selten, immer rasch (gegebenenfalls über den Hausarzt) zum Spezialisten (Epileptologen) führen sollten. Wir verwenden folgende Abkürzungen:

- Erste Symptome, die auf Nebenwirkungen schließen lassen
- Unbedenkliche Nebenwirkungen (I = Information)
- Häufige/seltene leichtere Nebenwirkungen (H/S = Hausarzt/Spezialist)
- Häufig/seltene schwere Nebenwirkungen (S = Spezialist)
- Besonderheiten: Schwangerschaft, Krankheiten, zusätzliche Medikamente gegen Epilepsie oder andere Erkrankungen, Narkosen (S)

I = Teil des ärztlichen Informationsgespräches, keine Konsequenzen bei vereinbarter Wiedervorstellung in 14 Tagen
H = Rasche Kontaktaufnahme mit dem Hausarzt am Tage des Auftretens
S = Sofortige Kontaktaufnahme mit dem Spezialisten innerhalb von Stunden nach dem Auftreten

Carbamazepin

Patientenorientierte Darstellung des Wirk- und Nebenwirkungsprofils

(Carbamazepin [1-A Pharma®, -AbZ®, -AL®, -biomo®, HEXAL®, neuraxpharm®, -ratiopharm®, -RPh®, Sandoz®, STADA®], ferner Carbabata®, Carba-CT®, carbadura®, Carbaflux®, Carbagamma®, espalepsin®, Finlepsin®, Fokalepsin®, Sirtal®, Tegretal®, Tegretol®, Timonil®)

Sehr geehrte Patientin, sehr geehrter Patient,

Sie haben von Ihrem Arzt den Wirkstoff Carbamazepin gegen Ihre Epilepsie verordnet bekommen. Gestützt auf unsere langjährigen, in der epileptologischen Sprechstunde gesammelten ärztlichen Erfahrungen, möchten wir Sie über die Wirkung und Nebenwirkung dieser Substanz – ergänzend zum Beipackzettel – informieren. Diese Information soll den Beipackzettel des Medikaments natürlich nicht ersetzen. Sie sollten ihn aber aufmerksam lesen und lernen, wichtige von weniger wichtigen Informationen zu unterscheiden. Der folgende Text bietet Ihnen zudem eine solide Vorinformation für ein ausführliches Gespräch mit Ihrem Arzt.

Wie wirkt Carbamazepin? Welche Dosierung ist die richtige?

Carbamazepin wurde 1963 als erstes Antiepileptikum mit einer trizyklischen Struktur eingeführt. Es wirkt im Wesentlichen über eine Stabilisierung der Membranen (»Wände«) der Hirnzellen. Sie sind dann, elektrisch gesehen, nicht so leicht »erregbar« wie ohne die Medikation; die elektrische Aktivität wird etwas gedämpft. Dadurch können sich nicht oder seltener die für Anfälle verantwortlichen plötzlichen gleichzeitigen Entladungen vieler Hirnzellen ereignen. Außerdem unterdrückt Carbamazepin die Erregungsausbreitung in benachbarte Hirnabschnitte. Innerhalb von zwei bis acht Stunden (sehr unterschiedlich von Patient zu Patient) wird der Wirkstoff in den Magen-Darm-Trakt aufgenommen. Er ist nur zu einem Drittel an Eiweiß gebunden. Bei der

Verstoffwechslung durch die Leber entstehen neue Wirkstoffe, die ihrerseits anfallshemmend wirken, aber auch für Nebenwirkungen verantwortlich sein sollen (Epoxid).

Durch den gesteigerten Leberstoffwechsel lässt sich in der Anfangsphase oft auch die Wirksamkeit von Carbamazepin nach, so dass die Dosis nach oben korrigiert werden muss. Auch stellen sich oft erhebliche Wechselwirkungen mit anderen Wirkstoffen ein, die ebenfalls durch die Leber weiter verarbeitet werden; dazu gehören auch die Antiepileptika Phenytoin und Phenobarbital sowie häufige Begleitmedikamente wie Marcumar® und Psychopharmaka. Ihre Wirksamkeit wird herabgesetzt.

Die empfohlene therapeutische Dosis für Carbamazepin liegt bei 20 mg/kg Körpergewicht; die Tagesdosis schwankt individuell zwischen 600 und 2400 mg (oder sogar mehr). Erhältlich sind Tabletten und Kapseln (auch Suspensionen u. a.). zu 150, 200, 300, 400 und 600 mg. Die zur Behandlung erforderliche Menge Carbamazepin hängt ab von der Schwere der Erkrankung, vom Gewicht des Patienten sowie von Stoffwechselfaktoren. Durch langsamen Beginn mit einer geringeren Dosis, die dann gesteigert wird, lässt sich die Verträglichkeit erheblich verbessern. Die individuell für Sie und die Art Ihrer Anfälle notwendige Dosis muss sorgfältig vom Arzt in mehreren Terminen festgestellt werden. Deswegen: Verlieren Sie nicht gleich den Mut, wenn eine Zeit lang immer noch Dosiserhöhungen notwendig sind und wenn Sie in der Anfangsphase nicht gleich positive Wirkungen spüren.

Auch bei Anfallsfreiheit darf das Medikament nicht von einem Tag auf den anderen abgesetzt werden. Sie riskieren sonst Anfälle. Sollte das Medikament auch nach Erreichen der Enddosis nicht die gewünschte Wirkung haben, wird Sie der Arzt auf ein anderes Medikament umstellen. Carbamazepin sollten Sie dann allerdings »ausschleichend« absetzen. Wie schnell und welches neue Medikament sich anbietet, das sollten Sie ausführlich mit Ihrem Arzt besprechen, denn während der Umstellungsphase ist das Risiko gehäufter Anfälle besonders groß.

Bei welchen Erkrankungen und wie gut hilft Carbamazepin?

Carbamazepin gehört zu den am besten (hinsichtlich Wirk- und Nebenwirkungsprofil) untersuchten Antiepileptika. Es ist in Europa inzwischen das häufigste Mittel der ersten Wahl bei herdförmigen (fokalen) Anfällen (sowohl mit als auch ohne Bewusstseinsstörung) und sekundär generalisierten tonisch-klonischen Anfällen. Es hat keine Wirkung auf primär generalisierte epileptische Anfalle (wie z. B. die altersgebundenen Absencen) oder atonische Anfälle und Myoklonien; es kann diese sogar verstärken oder auslösen. Bei 70 bis 80 % der Patienten mit Epilepsien, die auf Carbamazepin ansprechen, lässt sich eine langfristige und deutliche Verminderung der Anfallshäufigkeit oder gar Anfallsfreiheit erreichen.

Natürlich hat Carbamazepin auch unerwünschte Wirkungen (Nebenwirkungen)

Gehirn und Psyche
Patienten berichten vor allem in der Anfangsphase oder bei Steigerung der Dosis zuweilen von Müdigkeit, Benommenheit und Schwindel (I). Häufig klingen die Symptome jedoch schon nach Tagen oder wenigen Wochen wieder ab. Im Fall von »Schwindelgefühlen« lassen Sie einen Angehörigen oder bekannten nachschauen, ob dabei Ihre Augen zittern. Der Arzt nennt das Nystagmus und erklärt gern, wie man ihn feststellt. Treten die genannten Nebenwirkungen häufig auf oder halten sie länger an, suchen Sie Ihren Arzt auf, der den Blutspiegel untersuchen und die Carbamazepin-Dosis kontrollieren wird. Besserung gelingt oft schon durch Verminderung der Dosis oder sogar durch bloße Umverteilung der Einnahme über den Tag.

Vielleicht befürchten Sie auch, das Medikament könne Ihre Leistungs- und Konzentrationsfähigkeit (I) stören. Die Diskussion über solche Beeinträchtigungen ist zurzeit kontrovers. Manche Studien wollen eine Konzentrationsminderung festgestellt haben; in anderen hat Carbamazepin keinen Einfluss auf die geistige Leistungsfähigkeit der Patienten ergeben. Sicher ist jedoch, dass es während epileptischer Entladungen und epileptischer Anfälle zu einer vorübergehenden Leistungsminderung von Gedächtnisfunktionen kommen kann. Im Einzelfall spielen daher nicht immer die Nebenwirkungen der Medikamente die Hauptrolle bei Gedächtnisproblemen. Sollten Sie sich durch Carbamazepin in Ihren Leistungen und Ihrer Konzentration dennoch gestört fühlen, besprechen Sie dies mit dem Arzt, vielleicht lässt sich schon durch eine geringfügige Umstellung Abhilfe schaffen (S).

Blutbild

Gelegentlich werden Veränderungen des Blutbildes beobachtet. Meist handelt es sich um eine harmlose Verminderung der weißen Blutkörperchen. Sicherheitshalber aber kontrolliert der Arzt bei der Gabe von Carbamazepin regelmäßig das Blutbild, insbesondere in der Eindosierungsphase (**I/H**).

Haut

Bitte melden Sie Ihrem Arzt umgehend etwaige Hautveränderungen, Juckreiz und Fieber (**H**). Bei 8–10 % der Patienten kommt es zu allergischen Reaktionen auf das neue Medikament. Sie müssen sich nicht sofort zeigen, sondern treten manchmal auch noch Wochen nach Beginn der Therapie auf. Dann bleibt meist nur die Umstellung auf ein anderes Medikament.

Leberfunktionsstörungen

Selbst nach jahrelanger Einnahme ist mit Schädigung der Leber nicht zu rechnen. Die zu beobachtende Erhöhung des Gamma-GT-Wertes zeigt nur die vermehrte Aktivität der Leber an. Sind die übrigen Werte normal, ist eine zwei- bis dreifache Erhöhung der Gamma-GT unbedenklich und hat keinen Krankheitswert (**H**). Sehr selten tritt eine Entzündung der Leber auf. Stellen Sie aber Gelbfärbung der Haut oder Übelkeit, Appetitlosigkeit und Abgeschlagenheit fest, kommen Sie bitte umgehend in die Praxis (**S**).

Herz

Nur bei Vorschädigung des Herzens besteht ein Risiko. Daher: Unbedingt den Arzt über Herzerkrankungen informieren!

Sonstiges

Sehr selten klagen Patienten über folgende, zumeist ungefährliche Nebenwirkungen: Bindehautentzündung, Sehstörungen, Linsentrübungen – dann empfiehlt sich die Prüfung des Augeninnendrucks (insbesondere bei grünem Star). Ebenso selten sind: Übelkeit, Appetitlosigkeit u. a. Störungen aus dem Magen-Darm-Trakt. Behutsames Einschleichen der Medikation verhindert oder vermindert sie zumindest (**H**). Nur in Einzelfällen waren Störungen der Nierenfunktion oder der Zusammensetzung der Blutsalze, sexuelle Probleme oder Gewichtszunahme zu beobachten (**H**). Carbamazepin gehört zu den so genannten Enzyminduktoren, d. h., dass es den Stoffwechsel der Leber beschleunigt (daher auch der oben beschriebene Anstieg der Gamma-GT). Dies kann bei Langzeiteinnahme dazu führen, dass Mangelzustände an Spurenelementen, Hormonen oder Vitaminen entstehen, die durch deren beschleunigten

Abbau bedingt sind. Daher ist grundsätzlich auf Anzeichen solcher Mangelzustände zu achten (**H/S**) und bei Eintreten solcher Zeichen (z. B. deutlich verminderte Knochendichte, nächtliche Wadenkrämpfe und Schmerzen an den Fußsohlen, beschleunigter Abbau evtl. notwendiger anderer Medikamente mit deshalb reduzierter Wirksamkeit) ggf. daran zu denken, einen Wechsel der Medikation zu erwägen (**S**). Dies bedarf der sorgfältigen Abwägung von Nutzen und Risiko im Einzelfall – und: Nicht immer sind Erscheinungen wie die genannten dann auch wirklich und ausschließlich auf das Medikament zurückzuführen.

Verhütung, Schwangerschaft, Stillen

Da Carbamazepin über die Leber abgebaut wird, führt es zu der bereits geschilderten »Ankurbelung« des Stoffwechsels der Leber. Daher werden auch manche anderen Medikamente etwas schneller abgebaut – möglicherweise auch die Hormone der »Pille«. Wenn Sie Carbamazepin einnehmen, können Sie daher nicht mehr unbedingt sicher sein, durch Einnahme der »Pille« sicher vor einer Schwangerschaft geschützt zu sein. Ihr behandelnder Arzt oder Ihr Frauenarzt wird Ihnen andere Möglichkeiten der Verhütung empfehlen.

Eine Epilepsie erhöht auch ohne antiepileptische Behandlung geringfügig das Risiko, ein Kind mit einer Fehlbildung zur Welt zu bringen. Wichtig ist zu wissen, dass bei einer Therapie mit nur einem Antiepileptikum das Risiko einer Fehlbildung sich nur leicht von dem Fehlbildungsrisiko einer unbehandelten Epilepsiepatientin unterscheidet. Da auch das Auftreten von großen Anfällen (Grand mal mit Sturz und Bewusstlosigkeit) für Ihr Kind gefährlich sein könnte, halten wir die regelmäßige Einnahme der Medikation und Kontrolluntersuchungen während der Schwangerschaft für besonders wichtig. Zur frühen Erkennung eventueller Fehlbildungen gibt es heute gute Möglichkeiten. Ihr Arzt kann beispielsweise eine spezielle Ultraschalldiagnostik und eine Blutuntersuchung veranlassen, die Hinweise auf etwaige Fehlbildungen des Rückenmarks beim Kind geben. Sie sollen während der Therapie mit Carbamazepin etwas häufiger als gewöhnlich vorkommen. Dies ist aber durchaus nicht gesichert. Mittlerweile liegen auch Daten vor, die Carbamazepin auch diesbezüglich als doch recht sicheres Medikament erscheinen lassen. Eine Fruchtwasseruntersuchung (Amniozentese) liefert besonders genaue Befunde. Ob und wann eine solche Untersuchung angezeigt sein könnte, sollten Sie gesondert mit dem Arzt besprechen.

Wir haben Sie jetzt ausführlich auf die seltenen, aber möglichen Nebenwirkungen von Carbamazepin hingewiesen. Darüber sollten Sie nicht vergessen, dass Ihr Arzt dieses Medikament ausgewählt hat, weil es seiner Erfahrung nach für Ihre Anfälle dasjenige mit bestmöglicher Wirkung bei möglichst geringen Nebenwirkungen darstellt. Erfolg mit der Carbamazepin-Therapie werden er und Sie allerdings nur haben, wenn Sie die Medikation regelmäßig einnehmen. Nur so vermeiden Sie starke Schwankungen des Wirkstoffes im Blut – die Grundvoraussetzung für eine optimale Wirkung des Medikaments. Sollten nach Ausdosierung von Carbamazepin bis an die Verträglichkeitsgrenze oder bis zu einer bestimmten Dosierung und Blutspiegelhöhe weiterhin Anfälle auftreten, suchen Sie bitte einen in der Behandlung von Epilepsien möglichst erfahrenen Arzt auf.

Ethosuximid

Patientenorientierte Darstellung des Wirk- und Nebenwirkungsprofils

(Acrisuxin® [Ethosuximid plus Mepacrin], Pentinimid®, Petnidan®, Pyknolepsinum®, Suxilep®)

Sehr geehrte Patientin, sehr geehrter Patient,

Sie haben von Ihrem Arzt den Wirkstoff Ethosuximid gegen Ihre Epilepsie verordnet bekommen. Gestützt auf unsere langjährigen, in der epileptologischen Sprechstunde gesammelten ärztlichen Erfahrungen, möchten wir Sie über die Wirkung und Nebenwirkung dieser Substanz – ergänzend zum Beipackzettel – informieren. Diese Information soll den Beipackzettel des Medikaments natürlich nicht ersetzen. Sie sollten ihn aber aufmerksam lesen und lernen, wichtige von weniger wichtigen Informationen zu unterscheiden. Der folgende Text bietet Ihnen zudem eine solide Vorinformation für ein ausführliches Gespräch mit Ihrem Arzt.

Wie wirkt Ethosuximid? Welche Dosierung ist die richtige?

Der Wirkstoff Ethosuximid wurde 1952 in die Epilepsietherapie eingeführt. Er ist als ein wirksames und nebenwirkungsarmes Medikament zur Behandlung einer bestimmten Art von generalisierten Anfällen (Absencen) entwickelt worden. Er wirkt stabilisierend auf die elektrischen Vorgänge an der Wand der Hirnzelle und mindert ihre epileptische Aktivität. Wegen der guten Wirksamkeit und den im Allgemeinen geringen und gut zu handhabenden Nebenwirkungen gehört das Medikament auch nahezu 50 Jahre nach der Einführung zu den Mitteln der ersten Wahl für die genannte Anfallsart.

Die empfohlene therapeutische Dosis liegt für Erwachsende bei 15 mg/kg Körpergewicht, für Kinder bei 20 mg/kg. Die übliche Tablettenstärke beträgt 250 mg. Ethosuximid ist auch als Saft erhältlich.

Bei welchen Erkrankungen und wie gut hilft Ethosuximid?

Ethosuximid wirkt besonders gut bei den typischen Absencen, die im EEG mit generalisierten 3/s-Spitze-Welle-Komplexen einhergehen: Bis zu 80 % der davon Betroffenen werden unter Ethosuximid anfallsfrei. Auch bei anderen Formen von Absencen, die im EEG ein generalisiertes Bild zeigen, wirkt die Substanz in 50 % der Fälle – selbst bei begleitenden Grand-mal-Anfällen. Weiter setzt man Ethosuximid-Präparate mit Erfolg bei einer altersgebundenen Epilepsieform ein, dem so genannten myoklonisch-astatischen Petit mal, jedoch hier nur als Mittel der zweiten Wahl.

Natürlich hat Ethosuximid auch unerwünschte Wirkungen (Nebenwirkungen)

Gehirn und Psyche
Müdigkeit, Kopfschmerzen, Schwindelgefühl, unsichere oder erschwerte Bewegungen, Reizbarkeit und Lichtscheuheit machen sich zuweilen und zumeist nur vorübergehend bemerkbar (**H**). In sehr seltenen Fällen treten »schizophrenieähnliche« so genannte psychotische Episoden oder Verwirrtheitszustände auf – im Wechsel mit einer fast schlagartigen Anfallsfreiheit (**S**). Bei solchen Nebenwirkungen muss man das Medikament eventuell ganz absetzen. Eine Rückbildung dieser Störung ist dann zu erwarten. Die meist günstige Wirkung von Ethosuximid auf das seelische Wohlbefinden beruht zu einem großen Teil auf der Besserung der Anfallssituation durch das Medikament.

Blutbild
Wie bei anderen Medikamenten gegen Epilepsie kommt es unter Ethosuximid – allerdings höchst selten – zu Blutbildveränderungen. Sie sind meist dosisabhängig und zwingen nicht zum Absetzen des Medikaments. Grundsätzlich sind regelmäßige Kontrollen des Blutbildes (**H**) zu empfehlen (im ersten Vierteljahr der Behandlung monatlich, dann 2- bis 3-mal jährlich bei Beschwerdefreiheit).

Haut

Auch auf Hautveränderungen muss man achten. Unabhängig von der Dosis zeigen sich manchmal allergische Hautreaktionen (juckende Rötungen und Knötchen), die zum Absetzen von Ethosuximid zwingen können (**H/S**). Auch bei sehr seltenen ernsthaften Hauterkrankungen (u. a. Bildung sich vergrößernder Bläschen) ist unverzüglich der Arzt aufzusuchen (**H/S**).

Magen-Darm-Trakt

Unverträglichkeiten sind selten. Treten sie auf, betreffen sie oft den Magen-Darm-Trakt: Übelkeit, Erbrechen, Appetitminderung, Gewichtsabnahme, Durchfall und Schluckauf (**H**). Diese Beschwerden verschwinden sehr oft nach einigen Tagen der Behandlung oder lassen sich durch vorübergehende Gabe weiterer Medikamente rasch beheben.

Weitere Besonderheiten

Es sind keine Umstände bekannt, die den Einsatz von Ethosuximid schlechthin verbieten. Vorsichtiger Umgang ist bei schweren Leber- und Nierenschäden geraten. Die Reaktionsfähigkeit und mithin die Fahrtauglichkeit können durch Ethosuximid herabgesetzt sein.

Verhütung, Schwangerschaft, Stillen

Obwohl Ethosuximid die Serumkonzentrationen anderer Medikamente kaum beeinflusst, lässt sich dies nicht ganz ausschließen. Ein sicherer Schwangerschaftsschutz ist also nicht zu garantieren, ärztlicher Rat ist erforderlich (**H/S**).

Über Fehlbildungen bei Kindern, deren Mütter ausschließlich Ethosuximid einnahmen, ist bei niedrigen Dosen und niedrigen Serumkonzentrationen nichts bekannt. Bei höheren Dosen und Plasmakonzentrationen sowie in Kombinationsbehandlung etwa mit Phenytoin wurde vereinzelt von Fehlbildungen berichtet.

Ethosuximid reichert sich auch in der Muttermilch an, so dass bei höheren Serumkonzentrationen Vergiftungserscheinungen beim Säugling möglich sind. Die Ethosuximid-Konzentration im Serum und in der Muttermilch ohne Grand-mal-Risiko kann das Absetzen des Medikaments vor der Empfängnis und das Wiedereinsetzen nach der Stillphase die bessere Lösung sein.

Selten kommt es zu allergischen Gefäßerkrankungen (Vaskulitis). Diese erfordern die sofortige Vorstellung beim Spezialisten.

Wir haben Sie jetzt ausführlich auf die seltenen, aber möglichen Nebenwirkungen von Ethosuximid hingewiesen. Darüber sollten Sie nicht vergessen, dass Ihr Arzt dieses Medikament ausgewählt hat, weil es seiner Erfahrung nach für Ihre Anfälle dasjenige mit bestmöglicher Wirkung bei möglichst geringen Nebenwirkungen darstellt. Erfolg mit der Ethosuximid-Therapie werden er und Sie allerdings nur haben, wenn Sie die Medikation regelmäßig einnehmen. Nur so vermeiden Sie starke Schwankungen des Wirkstoffes im Blut – die Grundvoraussetzung für eine optimale Wirkung des Medikaments. Sollten nach Ausdosierung von Ethosuximid bis an die Verträglichkeitsgrenze oder bis zu einer bestimmten Dosierung und Blutspiegelhöhe weiterhin Anfälle auftreten, suchen Sie bitte einen in der Behandlung von Epilepsien möglichst erfahrenen Arzt auf.

Felbamat

Patientenorientierte Darstellung des Wirk- und Nebenwirkungsprofils

(Taloxa®)

Sehr geehrte Patientin, sehr geehrter Patient,

Sie haben von Ihrem Arzt den Wirkstoff Felbamat gegen Ihre Epilepsie verordnet bekommen. Gestützt auf unsere langjährigen, in der epileptologischen Sprechstunde gesammelten ärztlichen Erfahrungen, möchten wir Sie über die Wirkung und Nebenwirkung dieser Substanz informieren. Taloxa® ist seit 1995 in Deutschland zugelassen. Mittlerweile wissen wir aufgrund umfangreicher Erfahrungen auch und gerade nach der Zulassung sehr gut Bescheid über seine Wirkungen und Nebenwirkungen. Diese Information soll den Beipackzettel des Medikaments natürlich nicht ersetzen. Sie sollten ihn aber aufmerksam lesen und lernen, wichtige von weniger wichtigen Informationen zu unterscheiden. Der folgende Text bietet Ihnen zudem eine solide Vorinformation für ein ausführliches Gespräch mit Ihrem Arzt.

Wie wirkt das Felbamat? Welche Dosierung ist die richtige?

Die Zusammensetzung von Felbamat ist mit der anderer Mittel gegen Epilepsien nicht vergleichbar. Das Medikament greift in den Stoffwechsel erregender Botenstoffes im Gehirn ein, indem es die Aktivität einer Bindungsstelle für entsprechende Botenstoffe beeinflusst. Ferner hat Felbamat einen Einfluss auf den erregungshemmenden Botenstoff γ-Aminobuttersäure (GABA), da durch seine Wirkung auf den Chloridstrom eine Verstärkung der Wirkung dieses Botenstoffs eintritt.

Die meisten Studien geben die Erfahrungen mit Tagesdosen zwischen 1200 und 3600 mg und im Kindesalter zwischen 15 und 45 mg/kg Körpergewicht wieder. Entsprechend sind die empfohlenen Dosisbereiche. Die individuell erforderliche und verträgliche Felbamat-Dosis sollte jedoch der Epilepsiespezialist ermitteln und festsetzen (**S**). Grundsätzlich sollte Felbamat langsam in den angestrebten Dosisbereich angehoben werden – das senkt das Risiko von Nebenwirkungen. Es ist möglich, Felbamat auf zwei Tagesdosen zu verteilen. In Kombination mit Medikamenten, die den Umbau und die Ausscheidung von Felbamat beschleunigen (z. B. Carbamazepin, Phenytoin oder Primidon/ Phenobarbital) kann es sinnvoll sein, die Gabe auf drei Tagesdosen zu verteilen. Dies sollte der Epilepsiespezialist im individuellen Fall festlegen (**S**). Das Medikament ist derzeit als Tablette zu 400 mg und 600 mg sowie als Suspension (Saft) verfügbar.

Bei welchen Erkrankungen und wie gut hilft Felbamat?

Felbamat wurde bislang vor allem bei Patienten mit fokalen Anfällen und großen epileptischen Anfällen eingesetzt, bei denen sich durch herkömmliche Mittel keine befriedigende Situation in Bezug auf Anfallshäufigkeit und -ausprägung erreichen ließ. Darüber hinaus wurde Felbamat bei Patienten mit dem so genannten Lennox-Gastaut-Syndrom, einer besonders schwer verlaufenden und behandelbaren Epilepsieform, geprüft und angewendet. In den Studien vor der Zulassung wurde auch die Wirksamkeit in Monotherapie nachgewiesen. Zugelassen ist Felbamat aber nur als Begleitmedikament zu anderen, gegen Epilepsien wirksamen Medikamenten, wenn nach sorgfältiger Aufklärung über seine besonders schwerwiegenden potenziellen Nebenwirkungen (siehe unten) Patient und Arzt sich darauf einigen, im Sinne eines individuellen Heilversuchs Felbamat einzusetzen. Die besonders schwierige Behandelbarkeit der vorliegenden Epilepsie muss bewiesen sein. Ferner ist Felbamat bei Kindern ab dem vierten Lebensjahr zur Zusatztherapie beim Lennox-Gastaut-Syndrom einsetzbar, wenn alle bisher zur Verfügung stehenden und bei diesem Syndrom sinnvoll einsetzbaren Antiepileptika erfolglos ausprobiert wurden. Dies bedeutet automatisch, dass Sie dringend mit Ihrem Hausarzt oder Epilepsiespezialisten Kontakt aufnehmen sollten, wenn bei Ihnen nicht mehrere erfolglose Behandlungsversuche mit mehreren gängigen Antiepileptika bereits vorgenommen wurden. In diesem Falle wären Sie sicher nicht der geeignete Patient für Felbamat. Bei fokalen Epilepsien gelang in Monotherapie bei ca. 30 % der Patienten eine Verringerung der Anfallszahl um mindestens 50 %, beim Lennox-Gastaut-Syndrom betrug die Quote von Patienten, bei denen bezüglich bestimmter Anfallsformen einschließlich der besonders gravierenden Sturzanfälle um mindestens die Hälfte reduziert wurde, zum Teil über 50 %.

Natürlich hat Felbamat auch unerwünschte Wirkungen (Nebenwirkungen)

Felbamat hat zwei wesentliche und schwerwiegende Nebenwirkungen (siehe unten), die bei ansonsten recht guter Verträglichkeit dazu geführt haben, dass die oben erwähnten strengen Einsatzbegrenzungen vorgeschrieben sind und das Medikament nur noch selten zum Einsatz kommt. Dennoch hat sich Ihr Epilepsiespezialist gemeinsam mit Ihnen sicherlich gut überlegt, warum Felbamat versucht werden sollte. Umso wichtiger ist, dass Sie besonders gut über die möglichen Nebenwirkungen unterrichtet sind und gemeinsam mit dem Hausarzt und Epilepsiespezialisten entschieden werden kann, ob bei Ihnen Anzeichen dieser schwerwiegenden Nebenwirkungen vorliegen und daher Felbamat aus Sicherheitsgründen abgesetzt werden sollte. Da das Medikament noch recht neu ist, liegen darüber hinaus naturgemäß deutlich weniger Erfahrungen vor als bei seit Jahren oder Jahrzehnten eingesetzten Mitteln. Daher sollten Sie alle unerwünschten körperlichen und geistigen Beeinträchtigungen, die Sie bei sich unter der Einnahme von Felbamat beobachten sollten, mit Ihrem Arzt besprechen, selbst wenn diese Nebenwirkungen nicht im Beipackzettel aufgeführt sind (S). Beim Auftreten von Beschwerden sollte das weitere Vorgehen grundsätzlich gemeinsam mit dem Arzt festgelegt werden. Unsachgemäßes Handhaben oder eigenmächtiges Absetzen des Medikaments kann möglicherweise zu einer gefährlichen Häufung von Anfällen führen. Das wurde zwar bislang nur in Einzelfällen beobachtet, wobei zudem kein eindeutiger Zusammenhang zwischen dem Absetzen von Felbamat und der Anfallshäufung zu belegen war. Auszuschließen aber ist eine solche Komplikation keinesfalls.

Die beiden wichtigsten Nebenwirkungen

Unter Felbamat wurden gehäuft Fälle mit schweren Blutbildveränderungen bis hin zur so genannten aplastischen Anämie und mit akutem Leberversagen beschrieben. Beide Nebenwirkungen können bei ungünstigem Verlauf zum Tode führen. Todesfälle, die auf eine dieser beiden Nebenwirkungen zurückgehen, sind mehrfach beschrieben worden. Es ist von entscheidender Bedeutung, dass alle zwei Wochen entsprechend der für das Präparat gültigen Empfehlungen Blutwerte bezüglich des Blutbildes und der Leber bestimmt und kritisch geprüft werden (H/S). Wenn Sie Symptome wie Übelkeit, Erbrechen, allgemeines Krankheitsgefühl, Abgeschlagenheit oder erhebliche Müdigkeit verspüren, sollten Sie dies Ihren behandelnden Ärzten unverzüglich mitteilen, damit frühzeitig geprüft werden kann, ob eine Unverträglichkeit von Felbamat vorliegt (**H/S**). Bei frühzeitigem Reagieren (Absetzen des Präparates) können nämlich die schwerwiegenden Folgen der genannten Nebenwirkungen vermieden werden.

Weitere Nebenwirkungen

Gehirn und Psyche

Besonders in der Anfangsphase der Behandlung mit Felbamat, in der die tägliche Dosis noch gesteigert wird, können Kopfschmerzen, Schwindel, Müdigkeit, Verschwommen- und Doppeltsehen und Nervosität auftreten (**H/S**). Falls die oben beschriebenen Beschwerden anhalten, suchen Sie unverzüglich Rat bei Ihrem Hausarzt oder, bei stärkerer Ausprägung, gleich beim Spezialisten (**H/S**). Rasche Abhilfe bringt gewöhnlich eine Dosisverminderung oder Umverteilung der täglichen Tabletteneinnahme (**S**). Bei Schwindelerscheinungen oder Doppeltsehen können Sie einen Verwandten oder Bekannten nachsehen lassen, ob bei Ihnen ein Nystagmus (Augenzittern) besteht. Ihr Arzt wird Ihnen gern erklären, wie man das feststellt.

Immer wieder berichten Patienten, die mit Antiepileptika behandelt werden, über Störungen ihrer Leistungs- und Konzentrationsfähigkeit. Wissenschaftlich ist bislang nicht sicher geklärt, inwieweit die Medikamente daran beteiligt sind. Bisher vorliegenden Untersuchungen zufolge hat Felbamat keine messbaren negativen Auswirkungen auf Intelligenz, Gedächtnis und Aufmerksamkeit. Man kann jedoch nicht ausschließen, dass im Einzelfall ein störender Effekt auftritt. Falls Sie diesen Verdacht haben, sollten Sie Rat beim Spezialisten suchen. Vielleicht lässt sich durch eine kleine Umstellung Abhilfe schaffen.

Internistische Symptome und innere Organe

Neben den oben beschriebenen, potenziell schwerwiegenden Nebenwirkungen sind unter Felbamat vor allem Übelkeit, Erbrechen und Gewichtsabnahme beschrieben worden. In solchen Fällen sollten Sie zunächst den Hausarzt aufsuchen. Kann er andere Ursachen der Beschwerden ausschließen, wird er Sie zum Spezialisten überweisen (**H/S**).

Bislang gibt es keinen Beleg für ernsthafte Nebenwirkungen auf das Herz-Kreislauf-System. Nur selten wurde über Hautausschläge berichtet. Beschrieben wurden auch gehäufte Infektionen im Nasen-Rachenraum und Fieber.

Grundsätzlich sei an dieser Stelle nochmals darauf aufmerksam gemacht, dass Felbamat eine neue Substanz ist und daher womöglich noch nicht alle Nebenwirkungen bekannt geworden sind. Besprechen Sie deswegen bitte alle unerwünschten körperlichen und geistigen Beeinträchtigungen – auch solche, die nicht auf dem Beipackzettel stehen – mit Ihrem behandelnden Arzt.

Verhütung, Schwangerschaft, Stillen

Felbamat führt offenbar, wie auch manche andere Antiepileptika, zur Beschleunigung des Leberstoffwechsels – der Empfängnisschutz der »Pille« ist also möglicherweise beeinträchtigt.

Eine Epilepsie erhöht auch ohne antiepileptische Behandlung geringfügig das Risiko, ein Kind mit einer Fehlbildung zur Welt zu bringen. Das Risiko steigt aber nicht weiter bei einer Therapie mit nur einem Antiepileptikum. Tierexperimentell gibt es keine Hinweise auf eine fruchtschädigende Wirkung von Felbamat. Grundsätzlich fehlen aber ausreichende Erkenntnisse beim Menschen. Daher sollte Felbamat während der Schwangerschaft und Stillzeit nicht eingenommen werden. Falls Sie dennoch unter der Einnahme von Felbamat schwanger werden, setzen Sie bitte das Medikament nicht eigenmächtig ab, sonst treten womöglich vermehrt Anfälle auf, die für Ihr Kind gefährlicher sein könnten als die Einnahme von Felbamat. Suchen Sie stattdessen unverzüglich den Spezialisten auf und erörtern Sie mit ihm das weitere Vorgehen.

Wir haben Sie jetzt ausführlich auf die seltenen, aber möglichen Nebenwirkungen von Felbamat hingewiesen. Darüber sollten Sie nicht vergessen, dass Ihr Arzt dieses Medikament ausgewählt hat, weil es seiner Erfahrung nach für Ihre Anfälle dasjenige mit der bestmöglichen Wirkung bei möglichst geringen Nebenwirkungen darstellt. Erfolg mit der Felbamat-Therapie werden er und Sie allerdings nur haben, wenn Sie die Medikation regelmäßig einnehmen. Nur so vermeiden Sie starke Schwankungen des Wirkstoffs im Blut – und das ist die Grundvoraussetzung für eine optimale Wirkung des Medikaments. Sollten nach Ausdosierung von Felbamat bis an die Verträglichkeitsgrenze oder bis zu einer bestimmten Dosierung und Blutspiegelhöhe weiterhin Anfälle auftreten, suchen Sie bitte einen in der Behandlung von Epilepsien möglichst erfahrenen Arzt auf.

Gabapentin

Patientenorientierte Darstellung des Wirk- und Nebenwirkungsprofils

(Neurontin®, ferner Gabagamma®, GabaLich®, Gabapentin – 1A Pharma®, Gabapentin AbZ®, Gabapentin AL®, Gabapentin beta®, gabapentin biomo®, Gabapentin CT®, Gabapentin dura®, Gabapentin HEXAL®, Gabapentin-neuraxpharm®, Gabapentin ratiopharm®, Gabapentin Sandoz®, Gabapentin STADA®, Gabax®)

Sehr geehrte Patientin, sehr geehrter Patient,

Sie haben von Ihrem Arzt den Wirkstoff Gabapentin gegen Ihre Epilepsie verordnet bekommen. Gestützt auf unsere langjährigen, in der epileptologischen Sprechstunde gesammelten ärztlichen Erfahrungen, möchten wir Sie über die Wirkung und Nebenwirkung dieser Substanz – ergänzend zum Beipackzettel – informieren. Diese Information soll den Beipackzettel des Medikaments natürlich nicht ersetzen. Sie sollten ihn aber aufmerksam lesen und lernen, wichtige von weniger wichtigen Informationen zu unterscheiden. Der folgende Text bietet Ihnen zudem eine solide Vorinformation für ein ausführliches Gespräch mit Ihrem Arzt.

Wie wirkt Gabapentin? Welche Dosierung ist die richtige?

Vor der Zulassung in Deutschland wurde Gabapentin bereits unter anderem in Großbritannien, Schweden, der Schweiz, Kanada, den USA, Australien und Südafrika eingeführt. Die Zusammensetzung von Gabapentin ist mit der anderer Mittel gegen Epilepsien nicht vergleichbar. Ursprünglich hatte man beabsichtigt, Gabapentin als Mittel gegen spastische Lähmungen einzusetzen, ehe man seine antiepileptische Wirksamkeit entdeckte. Inzwischen ist die Wirksamkeit von Gabapentin bei Schmerzen im Rahmen von Neuropathien sicher geklärt. Einiges spricht dafür, dass die Vermittlung bestimmter Botenstoffe im Gehirn, die teils erregend (Anfall auslösend), teils hemmend (Anfall verhindernd) wirken, insgesamt Anfall unterdrückend beeinflusst wird.

Die meisten Studien geben die Erfahrungen mit Tagesdosen zwischen 600 mg und 1800 mg wieder. Inzwischen ist jedoch gesichert, dass bei guter Verträglichkeit und noch nicht zufrieden stellender Wirksamkeit individuell höhere Dosen eingesetzt werden können. Dies sollte der Therapieplanung des Spezialisten vorbehalten bleiben (**S**). Im Gegensatz zu anderen Mitteln lässt sich Gabapentin innerhalb weniger Tage auf die vorgesehene Enddosis steigern. Der Gabapentin-Stoffwechsel legt eine Verteilung der Tagesdosis auf drei Einnahmezeitpunkte nahe. Bei Nierenfunktionsstörungen, die Sie dem Arzt unbedingt mitteilen sollten (**I/H**), empfiehlt sich eine niedrigere Dosierung.

Das Medikament ist derzeit als Kapsel zu 100, 300 und 800 mg verfügbar.

Bei welchen Krankheiten und wie gut hilft Gabapentin?

Gabapentin wurde bislang vor allem bei Patienten mit fokalen Anfällen und großen epileptischen Anfällen eingesetzt, bei denen durch herkömmliche Mittel keine befriedigende Situation in Bezug auf Anfallshäufigkeit und -ausprägung erreicht werden konnte. Ihnen wurde Gabapentin zusätzlich zur vorbestehenden Medikation gegeben. Bei insgesamt etwa 25 % dieser Patienten konnte eine Verringerung der Anfallszahl um mindestens 50 % erreicht werden. Hierzu muss ergänzt werden, dass die höchsten Dosen in der Regel 1800 mg Gabapentin pro Tag betrugen. Neuere Erkenntnisse lassen jedoch unter Umständen und bei entsprechender Verträglichkeit höhere Dosen bis 3600 mg denkbar erscheinen, die möglicherweise mit einer noch besseren Wirksamkeit einhergehen. Die bisherige Zulassung von Gabapentin beschränkt sich auf die zusätzliche und die alleinige Gabe bei Patienten mit Herdepilepsien (fokale und auch partielle Epilepsien genannt). Gabapentin ist über Epilepsien hinaus bei chronischen (neuropathischen) Schmerzen wirksam und zugelassen.

Natürlich hat Gabapentin auch unerwünschte Wirkungen (Nebenwirkungen)

Nebenwirkungen, die den Abbruch der Behandlung erfordern, sind selten. Da das Medikament noch neu ist, liegen allerdings weniger Erfahrungen vor als bei älteren, seit Jahren oder Jahrzehnten eingesetzten Mitteln. Daher sollten Sie alle unerwünschten körperlichen und geistigen Beeinträchtigungen, die Sie bei sich unter der Einnahme von Gabapentin beobachten sollten, mit Ihrem behandelnden Arzt besprechen – auch solche, die nicht im Beipackzettel aufgeführt sind. Holen Sie bei Beschwerden grundsätzlich ärztlichen Rat ein. Unsachgemäßes Handhaben oder eigenmächtiges Absetzen des Medikaments kann möglicherweise zu einer gefährlichen Häufung von Anfällen führen. Das wurde zwar bislang nur in Einzelfällen beobachtet – wobei zudem kein eindeutiger Zusammenhang zwischen dem Absetzen von Gabapentin und der Anfallshäufung zu belegen war –, auszuschließen aber ist eine solche Komplikation keinesfalls.

Gehirn

Besonders in der Anfangsphase der Behandlung mit Gabapentin, in der die tägliche Dosis noch gesteigert wird, können Müdigkeit, Schwindel und Gangunsicherheit auftreten (I/H). Seltener wurde über verwaschene Sprache, Zittern und Doppeltsehen berichtet. Bei Schwindelerscheinungen oder Doppeltsehen lassen Sie einen Verwandten oder Bekannten nachsehen, ob bei Ihnen Augenzittern (Nystagmus) besteht. Ihr Arzt wird Ihnen gern erklären, wie man das feststellt. Sollten die oben beschriebenen Beschwerden anhalten, suchen Sie unverzüglich Ihren Hausarzt oder bei beunruhigender Ausprägung gleich den Spezialisten auf. Die Symptome sind zwar störend, verschwinden aber fast immer kurz nach der Eindosierung oder nach geringfügiger Dosiskorrektur.

Immer wieder berichten Patienten, die mit Antiepileptika behandelt werden, über Störungen ihrer Leistungs- und Konzentrationsfähigkeit (I/H). Wissenschaftlich ist bislang nicht sicher geklärt, inwieweit die Medikamente daran Anteil haben. Im Vergleich zu anderen Mitteln scheint Gabapentin hinsichtlich Intelligenz, Gedächtnis und Aufmerksamkeit ein eher günstiges Profil zu haben. Man kann jedoch nicht ausschließen, dass im Einzelfall ein störender Effekt auftritt. Falls Sie diesen Verdacht haben, sollten Sie den Rat des Spezialisten suchen (I/H). Vielleicht lässt sich durch kleine Umstellungen Abhilfe schaffen.

Internistische Symptome

In der Eindosierung wurde gelegentlich über Übelkeit, Erbrechen, Magenschmerzen und vermehrte Nasensekretion berichtet. Im Verlauf der Behandlung trat vereinzelt eine Gewichtszunahme auf. In solchen Fällen sollten Sie zunächst den Hausarzt aufsuchen. Wenn er andere Ursachen für die Beschwerden ausschließen kann, wird er Sie zum Spezialisten überweisen.

Bislang gibt es keine Hinweise auf ernsthafte Nebenwirkungen auf das Herz-Kreislauf-System, die Leber oder das blutbildende System. Allerdings wurde in Einzelfällen ein Abfall der Konzentration weißer Blutkörperchen beobachtet (**H/S**), wenn Gabapentin zusammen mit Carbamazepin gegeben wurde. Daher sollte der Arzt vor allem zu Beginn der Therapie regelmäßig das Blutbild überprüfen. Bei Veränderungen sollten Sie rasch einen Spezialisten aufsuchen. Allergien wurden bislang unter Gabapentin nicht beobachtet. Bei wenigen Patienten stiegen bestimmte Leberwerte an (alkalische Phosphatase und γ-GT). Diese deuten zunächst nur auf die vermehrte Arbeit hin, die die Leber bei der Verstoffwechslung von Gabapentin zu leisten hat, und haben auch bei Erhöhung auf das Zwei- bis Dreifache der Norm keinen Krankheitswert. Bei Abgeschlagenheit, Appetitlosigkeit oder Gelbfärbung der Haut jedoch brauchen Sie umgehend fachärztliche Hilfe (**S**).

Grundsätzlich sei an dieser Stelle nochmals darauf aufmerksam gemacht, dass Gabapentin eine neue Substanz ist und daher womöglich noch nicht alle Nebenwirkungen bekannt geworden sind. Besprechen Sie deswegen bitte alle unerwünschten körperlichen und geistigen Beeinträchtigungen – auch solche, die nicht auf dem Beipackzettel stehen – mit Ihrem behandelnden Arzt.

Verhütung, Schwangerschaft, Stillen

Gabapentin führt offenbar nicht wie manche anderen Antiepileptika zur Beschleunigung des Leberstoffwechsels. Der Empfängnisschutz durch die »Pille« wird also nicht vermindert.

Eine Epilepsie erhöht auch ohne antiepileptische Behandlung geringfügig das Risiko, ein Kind mit einer Fehlbildung zur Welt zu bringen. Das Risiko steigt nicht bei der Einnahme nur eines Antiepileptikums. Tierexperimentell gibt es keine Hinweise auf eine fruchtschädigende Wirkung von Gabapentin. Da es bisher nur in Kombinationstherapie gegeben wurde, gibt es jedoch keine hinreichenden Erkenntnisse in Bezug auf den Menschen. Daher sollte Gabapentin während der Schwangerschaft und Stillzeit nicht genommen werden. Falls Sie dennoch unter der Einnahme von Gabapentin schwanger werden, setzen Sie bitte das Medikament nicht eigenmächtig ab. Es könnten sonst vermehrt Anfälle auftreten, die für Ihr Kind womöglich gefährlicher sind als die Einnahme von Gabapentin. Suchen Sie stattdessen unverzüglich den Spezialisten auf und erörtern Sie mit ihm das weitere Vorgehen.

> Wir haben Sie jetzt ausführlich auf die seltenen, aber möglichen Nebenwirkungen von Gabapentin hingewiesen. Darüber sollten Sie nicht vergessen, dass Ihr Arzt dieses Medikament ausgewählt hat, weil es seiner Erfahrung nach für Ihre Anfälle dasjenige mit bestmöglicher Wirkung bei möglichst geringen Nebenwirkungen darstellt. Erfolg mit der Gabapentin-Therapie werden er und Sie allerdings nur haben, wenn Sie die Medikation regelmäßig einnehmen. Nur so vermeiden Sie starke Schwankungen des Wirkstoffes im Blut – die Grundvoraussetzung für eine optimale Wirkung des Medikaments. Sollten nach Ausdosierung von Gabapentin bis an die Verträglichkeitsgrenze oder bis zu einer bestimmten Dosierung und Blutspiegelhöhe weiterhin Anfälle auftreten, suchen Sie bitte einen in der Behandlung von Epilepsien möglichst erfahrenen Arzt auf.

Lamotrigin

Patientenorientierte Darstellung des Wirk- und Nebenwirkungsprofils

(Lamictal®, ferner z. B. Lamo TAD®, Lamotrix®, Lamotrigin – 1A Pharma®, Lamotrigin AbZ®, Lamotrigin AL®, Lamotrigin AWD®, Lamotrigin beta®, Lamotrigin-biomo®, Lamotrigin CT®, Lamotrigin Desitin®, Lamotrigin HEXAL®, Lamotrigin Kwizda®, Lamotrigin-neuraxpharm®, Lamotrigin-ratiopharm®, Lamotrigin Sandoz®, Lamotrigin STADA®, Lamotrigin Winthrop®, LAMOTRIG-ISIS®)

Sehr geehrte Patientin, sehr geehrter Patient,

Sie haben von Ihrem Arzt den Wirkstoff Lamotrigin gegen Ihre Epilepsie verordnet bekommen. Gestützt auf unsere langjährigen, in der epileptologischen Sprechstunde gesammelten ärztlichen Erfahrungen, möchten wir Sie über die Wirkung und Nebenwirkung dieser Substanz – ergänzend zum Beipackzettel – informieren. Lamotrigin ist klinisch seit langem erprobt und wurde 1993 in Deutschland zugelassen. Diese Information soll den Beipackzettel des Medikaments natürlich nicht ersetzen. Sie sollten ihn aber aufmerksam lesen und lernen, wichtige von weniger wichtigen Informationen zu unterscheiden. Der folgende Text bietet Ihnen zudem eine solide Vorinformation für ein ausführliches Gespräch mit Ihrem Arzt.

Wie wirkt Lamotrigin? Welche Dosierung ist die richtige?

Lamotrigin vermindert in erster Linie im Gehirn die elektrische Spannung an den Membranen (»Wänden«) der Hirnzellen und reduziert so das Auftreten epileptischer Anfälle.

Lamictal® gibt es als Tabletten mit 2, 5, 25, 50, 100 und 200 mg Wirkstoff. Inzwischen sind weitere zahlreiche Präparate auf dem Markt, die Lamotrigin enthalten und zum Teil in anderen Darreichungsforman und Tablettenstärken zur Verfügung stehen. Die Geschwindigkeit, in der Ihr Arzt das Medikament eindosiert, und die Enddosierung hängen davon ab, welche anderen Medikamente Sie einnehmen. Befindet sich unter Ihren Präparaten Valproinsäure (Convulex®, Convulsofin®, Ergenyl®, Leptilan®, Mylproin®, Orfiril®), wird Lamotrigin langsamer wieder aus dem Körper entfernt als sonst. Eindosierungsgeschwindigkeit wie Enddosis werden daher niedriger gewählt. In Kombination mit so genannten Enzyminduktoren (Beispiel: Carbamazepin, Phenytoin, Phenobarbital), die den Leberstoffwechsel »ankurbeln«, wird Lamotrigin dagegen rascher ausgeschieden. Die Bestimmung des Plasmaspiegels ist zur Therapiekontrolle außer beim Auftreten von Nebenwirkungen wohl nicht so häufig notwendig wie bei anderen Antiepileptika.

Wahrscheinlich beschleunigt Lamotrigin nicht in größerem Ausmaß den Leberstoffwechsel wie zahlreiche andere Antiepileptika.

Bei welchen Epilepsien und wie gut hilft Lamotrigin?

Untersuchungen zeigen, dass vielen Patienten mit Epilepsien, bei denen andere Medikamente nicht befriedigend gewirkt haben, mit Lamotrigin doch noch geholfen werden kann. Insgesamt gelingt bei etwa jedem vierten dieser Patienten eine Verminderung der Anfallshäufigkeit um die Hälfte oder mehr. Bei manchen Patienten werden auch nur Dauer und Schwere der Anfälle günstig beeinflusst.

Lamotrigin war zunächst nur zugelassen als Zusatzmedikation für so genannte therapieresistente fokale Epilepsien, bei denen die epileptischen Entladungen im Gehirn lokal beginnen und sich dann ausbreiten. Inzwischen liegt auch die Zulassung zur Monotherapie und Ersteinstellung von fokalen und sekundär generalisierten tonisch-klonischen Anfällen vor. Inzwischen hat es sich als eines der wichtigsten Antiepileptika bei der Ersteinstellung von Epilepsien etabliert.

Natürlich hat Lamotrigin auch unerwünschte Wirkungen (Nebenwirkungen)

Bei Beschwerden oder Nebenwirkungen sollten Sie Ihren Arzt informieren und mit ihm das weitere Vorgehen besprechen. Da Lamotrigin ein relativ junges Präparat ist, sind unter Umständen noch nicht alle Nebenwirkungen bekannt. Sie sollten daher dem Arzt von allen unerwünschten körperlichen oder geistigen Beeinträchtigungen berichten, auch von solchen, die nicht im Beipackzettel stehen.

Gehirn und Psyche

Müdigkeit, Doppelbilder und Kopfschmerz (I/H) oder Bewegungsunsicherheit können auftreten, aber auch Schlafstörungen. Oft hilft dann jedoch schon eine kleine Dosisänderung von Lamotrigin oder die Reduktion der übrigen antiepileptischen Medikation.

Auch wurde vereinzelt von psychischen oder psychiatrischen Nebenwirkungen wie z. B. vermehrter Reizbarkeit, Aufgeregtheit und Unruhe oder Verwirrtheit (I/H) berichtet. Bei geistiger Behinderung macht sich bei einzelnen Patienten offenbar eine Zunahme von Aggressivität bemerkbar. Bei Auftreten dieser Symptome besprechen Sie das weitere Vorgehen mit dem behandelnden Arzt.

Internistische Symptome

Unter Lamotrigin klagen manche Patienten zuweilen auch über Magen-Darm-Beschwerden (I/H). Zu Beginn der Behandlung ist außerdem eine Leberschädigung möglich, allerdings sehr selten. Bei Kombinationsbehandlungen mit anderen Medikamenten wurde auch von Blutbildveränderungen berichtet. Wenn Schleimhautblutungen auftreten, sollten Sie Ihren Arzt sofort aufsuchen (H/S). Tritt unter Lamotrigin eine Häufung von Anfällen gegenüber der vorherigen Anfallssituation ein, sollte das Medikament »ausschleichend« wieder abgesetzt werden. Das Tempo der Dosisverminderung muss der Arzt bestimmen.

Haut

Als sehr ernst zu nehmende Nebenwirkung können Hautrötungen und Hautausschlag, das so genannte Exanthem (H/S), auftreten. Von solchen Veränderungen oder Beschwerden können auch Mund- und Rachenraum, Augen, Genital- oder Analregion betroffen sein. Langsames Eindosieren vermindert das Risiko deutlich. Da aus dem Exanthem eine lebensgefährliche Erkrankung, das so genannte Lyell-Syndrom oder Stevens-Johnson-Syndrom (H/S), hervorgehen kann, sollten Sie bei Ausschlag sofort einen Arzt, wenn möglich einen Spezialisten (Epileptologen) aufsuchen. Das ist auch dringend geraten, sollten sich Fieber, grippeähnliche Symptome, Schläfrigkeit oder auch eine Zunahme von Anfällen einstellen. Ihr Arzt wird zur Sicherheit aus den genannten Gründen vor allem zu Beginn der Behandlung häufiger Ihre Laborwerte kontrollieren. In einzelnen Fällen wurde unter Lamotrigin Haarausfall (I) beobachtet.

> Grundsätzlich sei an dieser Stelle nochmals darauf aufmerksam gemacht, dass Lamotrigin eine neue Substanz ist und daher womöglich noch nicht alle Nebenwirkungen bekannt geworden sind. Besprechen Sie deswegen bitte alle unerwünschten körperlichen und geistigen Beeinträchtigungen – auch solche, die nicht auf dem Beipackzettel stehen – mit Ihrem behandelnden Arzt.

Verhütung, Schwangerschaft, Stillen

Zwar wurde inzwischen gezeigt, dass Lamotrigin die Blutkonzentration der »Pille« absenken und damit theoretisch auch ihre Wirksamkeit reduzieren kann; in der Praxis scheint dieses Problem aber nicht so eine große Rolle wie bei manchen anderen Antiepileptika zu spielen (siehe dort). Umgekehrt weiß man heute, dass unter Einnahme der »Pille« der Blutspiegel von Lamotrigin absinken und nach Weglassen der »Pille« oder in der »Pillenpause« wieder ansteigen kann. Dies kann im Einzelfall zu einer vermehrten Anfalls- bzw. Überdosierungsgefahr führen. Daher sollten Sie Ihren Arzt unbedingt unter Einnahme von Lamotrigin und der »Pille« darüber unterrichten, wenn in zeitlicher Abhängigkeit von der Einnahme der »Pille« Anfälle oder Überdosierungserscheinungen wie Schwindel oder Sehstörungen auftreten (S). Lamotrigin ist das derzeit am besten untersuchte neue Antiepileptikum während der Schwangerschaft und der Stillzeit, weil hierzu kontinuierlich Erfahrungsberichte in einer Datenbank gesammelt und ausgewertet werden. Daher wurde dem Hersteller auch gestattet, im Beipackzettel darauf hinzuweisen, dass in Monotherapie keine erkennbar erhöhten Risiken für das werdende Kind bestehen. Allerdings wurde zuletzt berichtet, dass bei höheren Dosen die Gefahr einer Lippen-Kiefer-Gaumen-Spalte erhöht sein könnte. Informieren Sie sich hierüber beim Epilepsiespezialisten. Zu bedenken ist, dass auch in der Schwangerschaft der Lamotrigin-Spiegel erheblich abfallen und nach Ende der Schwangerschaft wieder ansteigen kann. Anfälle in der Schwangerschaft und Überdosierungssymptome nach der Entbindung können die Folge sein. Bei Anzeichen für solche Probleme der Therapie sollten Sie unbedingt mit Ihren Ärzten Rücksprache halten (H/S).

Wir haben Sie jetzt ausführlich auf die seltenen, aber möglichen Nebenwirkungen von Lamotrigin hingewiesen. Darüber sollten Sie nicht vergessen, dass Ihr Arzt dieses Medikament ausgewählt hat, weil es seiner Erfahrung nach für Ihre Anfälle dasjenige mit bestmöglicher Wirkung bei möglichst geringen Nebenwirkungen darstellt. Erfolg mit der Lamotrigin-Therapie werden er und Sie allerdings nur haben, wenn Sie die Medikation regelmäßig einnehmen. Nur so vermeiden Sie starke Schwankungen des Wirkstoffes im Blut – die Grundvoraussetzung für eine optimale Wirkung des Medikaments. Sollten nach Ausdosierung von Lamotrigin bis an die Verträglichkeitsgrenze oder bis zu einer bestimmten Dosierung und Blutspiegelhöhe weiterhin Anfälle auftreten, suchen Sie bitte einen in der Behandlung von Epilepsien möglichst erfahrenen Arzt auf.

Levetiracetam

Patientenorientierte Darstellung des Wirk- und Nebenwirkungsprofils

(Keppra®)

Sehr geehrte Patientin, sehr geehrter Patient,

Sie haben von Ihrem Arzt den Wirkstoff Levetiracetam gegen Ihre Epilepsie verordnet bekommen. Gestützt auf unsere langjährigen, in der epileptologischen Sprechstunde gesammelten ärztlichen Erfahrungen möchten wir Sie – ergänzend zum Beipackzettel – über die Wirkung und Nebenwirkung dieser Substanz informieren. Levetiracetam wurde im Herbst 2000 in Deutschland zur Zusatzbehandlung herdförmiger Epilepsien auf den Markt gebracht. Es ist inzwischen in zahlreichen europäischen Ländern und auch weltweit in vielen Ländern zugelassen und hat sich als breit wirksames antiepileptisches Medikament gegen vielfältige Formen der Epilepsie in allen Altersgruppen etabliert. Aufgrund der dennoch vergleichsweise kurzen Erfahrung sind sein gesamtes Wirkungsspektrum und auch seine Nebenwirkungen erst im Laufe der nächsten Jahre in vollem Umfang zuverlässig abzuschätzen.

Diese Information soll den Beipackzettel des Medikaments nicht ersetzen. Sie sollten ihn aber aufmerksam lesen und lernen, wichtige von weniger wichtigen Informationen zu unterscheiden. Der folgende Text bietet Ihnen zudem eine solide Vorinformation für ein ausführliches Gespräch mit Ihrem Arzt.

Wie wirkt Levetiracetam? Welche Dosierung ist die richtige?

Levetiracetam ist ein Abkömmling des gut verträglichen und seit vielen Jahren bekannten Piracetam, einer Substanz, die viele Effekte auf das zentrale Nervensystem aufweist und unter anderem zur Behandlung der Demenz eingesetzt wird. Mit hoher Wahrscheinlichkeit sind mehrere Wirkmechanismen gleichzeitig aktiv, die sich von den Wirkweisen anderer Medikamente zum Teil deutlich unterscheiden. Levetiracetam wirkt wahrscheinlich über eine Be-

einflussung von »Nervenkanälen«, in denen Kalziumströme und auch Kalium-
ströme (Kalzium und Kalium sind Blutsalze) die elektrische Erregbarkeit
bestimmen. Auch eine Förderung des erregungshemmenden Botenstoffes
γ-Aminobuttersäure (GABA) durch Levetiracetam ist nachgewiesen. Es konnte
inzwischen gezeigt werden, dass das Medikament an das synaptische Vesikel
Protein SV2A im Gehirn bindet. Man vermutet hier den Hauptmechanismus.

Es wird rasch und nahezu vollständig vom Körper aufgenommen und weist
eine Reihe sehr vorteilhafter Verstoffwechselungsmerkmale auf, darunter eine geringe Eiweißbindung, fehlende Verarbeitung über die Leber und Ausscheidung über die Niere.

Für den Dosisbereich von 1000–5000 mg pro Tag liegen umfangreiche Studienerfahrungen vor. Als therapeutisch wirksam und gleichzeitig gut verträglich werden Tagesdosen zwischen 1000 und 3000 mg angesehen. Die individuell erforderliche und verträgliche Dosis Levetiracetam sollte jedoch der
Epilepsiespezialist ermitteln und festsetzen (S). Grundsätzlich sollte Levetiracetam allmählich in den angestrebten Dosisbereich angehoben werden. Eine
Dosis von 2 × 500 mg in der ersten Behandlungswoche mit einer weiteren Anhebung der Dosis von 1000 bis 2000 mg innerhalb der folgenden ein bis zwei
Wochen wird in aller Regel gut vertragen. Eine Verteilung der Tagesdosis auf
mindestens zwei Einnahmezeitpunkte ist notwendig und ausreichend. Das
Medikament ist derzeit als Tablette zu 250, 500, 750 und 1000 mg verfügbar.
Seit Mai 2006 ist neben einer Tablettenform und einer Lösung zum Einnehmen auch eine Injektionsform auf dem Markt. Wechselwirkungen mit anderen Medikamenten, zum Beispiel zur Hemmung der Gerinnung oder zur
wirksamen Verhütung, sind nicht zu erwarten.

Bei welchen Erkrankungen und wie gut hilft Levetiracetam?

Levetiracetam wurde zunächst vor allem bei Patienten mit herdförmigen und
großen epileptischen Anfällen eingesetzt, bei denen durch herkömmliche
Mittel keine befriedigende Situation in Bezug auf Anfallshäufigkeit und -aus-
prägung zu erreichen war. Seine ausgeprägte Wirkung wurde früh in seiner
Wirkung auf epilepsietypische EEG-Veränderungen gefunden. In drei großen
klinische Studien an über 1400 Patienten mit schwer einzustellenden Epilepsien bewirkte der zusätzliche Einsatz von Levetiracetam bei mehr als 40 % der
Patienten einen Rückgang der Anfälle um die Hälfte. Ein Teil der Patienten

(8 %) wurde durch die Zusatzbehandlung mit Kreppa® gänzlich anfallsfrei. Diese frühen Beobachtungen zeigten bereits die starke Wirksamkeit von Levetiracetam. Inzwischen liegen ausreichend Daten vor, die belegen, dass Levetiraceam auch ohne jede Zusatzmedikation stark wirksam ist. Die Zulassung ist in Deutschland für die alleinige Gabe (Monotherapie) im zweiten Halbjahr 2006 zu erwarten. Es gibt deutliche Hinweise darauf, dass Levetiracetam ein sehr breites Wirkspektrum besitzt und auch bei generalisierten Anfällen hoch wirksam ist. Es ist zurzeit außer in der Zusatzbehandlung herdförmiger Anfälle (mit und ohne Ausweitung zum großen epileptischen Anfall) ab dem vierten Lebensjahr auch für eine generaliserte Form der Epilepsie, die juvenile myoklonische Epilepsie (Janz-Syndrom), zugelassen.

Natürlich hat Levetiracetam auch unerwünschte Wirkungen (Nebenwirkungen)

Da das Medikament erst einige Jahre zugelassen ist, liegen deutlich weniger Erfahrungen vor als bei seit Jahrzehnten eingesetzten Mitteln. Daher sollten Sie alle unerwünschten körperlichen und geistigen Beeinträchtigungen, die Sie bei sich unter der Einnahme von Levetiracetam bemerken, mit Ihrem Arzt besprechen, selbst wenn diese nicht im Beipackzettel aufgeführt sind (**H/S**). Das gilt überhaupt für jegliches Auftreten von Beschwerden (**I**). Durch unsachgemäße Handhabung oder eigenmächtiges Absetzen des Medikamentes riskieren Sie möglicherweise eine Häufung von Anfällen.

Gehirn und Psyche

In der Einstellungsphase der Behandlung, besonders wenn sie sehr rasch durchgeführt wird, können eine allgemeine Abgespanntheit, Müdigkeit, Schwindel, Gangunsicherheit, Augenzittern (Nystagmus) und auch eine verwaschene Sprache auftreten (**H/S**). Normalerweise verschwinden die meist harmlosen Symptome kurze Zeit nach der Eindosierung oder nach einer geringfügigen Dosiskorrektur. Halten sie aber trotz verringerter Dosis an, wird man eventuell das Medikament absetzen müssen (**I**). Langsames Eindosieren vermindert das Risiko dieser Nebenwirkungen. Etwas Geduld müssen Sie also mitbringen. Lassen Sie sich nicht entmutigen.

Beeinträchtigungen der Leistungs- und Konzentrationsfähigkeit werden gelegentlich angegeben. Eine verstärkte innere Unruhe und Nervosität bis hin zur Schlaflosigkeit sowie leichte Verhaltensauffälligkeiten (vor allem bei lern-

und geistig behinderten Kindern) wurden gleichfalls in Einzelfällen beobachtet. Sollten diese Beschwerden anhalten oder schwerwiegend sein, sollten Sie den Spezialisten um Rat fragen (**S**).

Internistische Symptome und innere Organe

In den vorliegenden Studien mit Levetiracetam wurde aus bislang nicht bekannter Ursache ein etwas vermehrtes Auftreten von leichten Infektionen, meist in Form von Erkältungen, Husten oder Schnupfen, beobachtet. Diese waren immer vorübergehend, gingen nicht mit anderen Infektionszeichen wie Blutbildveränderungen einher und zwangen nie zu einem Behandlungsabbruch oder einer wesentlichen Therapieänderung. Bei schwereren Ausprägungen sollte dennoch der Hausarzt oder der Spezialist aufgesucht werden (**H/S**). Selten (3 %) wurden isoliert diskrete Verminderungen des Blutfarbstoffs und der Anzahl der weißen und roten Blutkörperchen beobachtet.

Bisher gibt es keine Hinweise auf ernsthafte Nebenwirkungen in Bezug auf das Herz-Kreislauf-System, die Leber oder das blutbildende System. Allergische Rektionen und Hautveränderungen wurden bislang nicht beobachtet.

> Grundsätzlich sei an dieser Stelle nochmals darauf aufmerksam gemacht, dass Levetiracetam eine neue Substanz ist und daher womöglich noch nicht alle Nebenwirkungen bekannt geworden sind. Besprechen Sie deswegen bitte alle unerwünschten körperlichen und geistigen Beeinträchtigungen – auch solche, die nicht auf dem Beipackzettel stehen – mit Ihrem behandelnden Arzt.

Verhütung, Schwangerschaft, Stillen

Levetiracetam beschleunigt offenbar nicht wie manche anderen Antiepileptika den Stoffwechsel der Leber. Der Empfängnisschutz der »Pille« ist also nicht beeinträchtigt. Epilepsie erhöht auch ohne antiepileptische Behandlung geringfügig das Risiko, ein Kind mit einer Fehlbildung zur Welt zu bringen. Bei einer Therapie mit nur einem Antiepileptikum steigt das Risiko nicht weiter an. Tierexperimentell gibt es bislang keine Hinweise auf eine mögliche fruchtschädigende Wirkung von Levetiracetam. Die Erfahrungen am Menschen sind noch nicht ausreichend. Daher sollte Levetiracetam während der Schwangerschaft und Stillzeit nicht eingenommen werden. Falls Sie dennoch unter der Einnahme von Levetiracetam schwanger werden, setzen Sie bitte das Medikament nicht eigenmächtig ab. Sonst treten womöglich vermehrt Anfälle auf, die für Ihr Kind gefährlicher sein könnten als die Einnahme von Levetiracetam. Suchen Sie stattdessen unverzüglich den Spezialisten auf und erörtern Sie mit ihm das weitere Vorgehen (**S**).

Wir haben Sie auf die seltenen, aber möglichen Nebenwirkungen von Levetiracetam hingewiesen. Darüber sollten Sie nicht vergessen, dass Ihr Arzt dieses Medikament ausgewählt hat, weil es seiner Erfahrung nach für Ihre Anfälle dasjenige mit der besten Wirkung bei möglichst geringen Nebenwirkungen darstellt. Erfolg mit der Levetiracetam-Therapie werden Sie allerdings nur haben, wenn Sie die Medikation regelmäßig einnehmen. Nur so vermeiden Sie starke Schwankungen des Wirkstoffes im Blut, und das ist die Grundvoraussetzung für eine optimale Wirkung des Medikaments. Sollten nach Ausdosierung von Levetiracetam bis an die Verträglichkeitsgrenze oder bis zu einer bestimmten Dosierung und Blutspiegelhöhe weiterhin Anfälle auftreten, suchen Sie bitte einen in der Behandlung von Epilepsien möglichst erfahrenen Arzt auf.

Oxcarbazepin

Patientenorientierte Darstellung des Wirk- und Nebenwirkungsprofils

(Trileptal®, Timox®)

Sehr geehrte Patientin, sehr geehrter Patient,

Sie haben von Ihrem Arzt den Wirkstoff Oxcarbazepin gegen Ihre Epilepsie verordnet bekommen. Gestützt auf unsere langjährigen, in der epileptologischen Sprechstunde gesammelten ärztlichen Erfahrungen, möchten wir Sie über die Wirkung und Nebenwirkung dieser Substanz – ergänzend zum Beipackzettel – informieren. Trileptal®/Timox® ist seit Januar 2001 in Deutschland als zurzeit letztes »neues Antiepileptikum« zugelassen. Dennoch wissen wir aufgrund langjähriger Erprobung und durch den Einsatz in anderen Ländern sehr gut Bescheid über seine Wirkungen und Nebenwirkungen. Diese Information soll den Beipackzettel des Medikaments natürlich nicht ersetzen. Sie sollten ihn aber aufmerksam lesen und lernen, wichtige von weniger wichtigen Informationen zu unterscheiden. Der folgende Text bietet Ihnen zudem eine solide Vorinformation für ein ausführliches Gespräch mit Ihrem Arzt.

Wie wirkt Oxcarbazepin? Welche Dosierung ist die richtige?

Oxcarbazepin ist chemisch ein enger Verwandter des seit vielen Jahren als eines der wichtigsten Mittel gegen Epilepsie eingesetzten Carbamazepin. Die Tatsache, dass seine Verstoffwechslung sich von Carbamazepin unterscheidet, soll dafür verantwortlich sein, dass es zumindest bei manchen Patienten bei ähnlicher Wirksamkeit besser verträglich als Carbamazepin ist. Oxcarbazepin wirkt über eine Stabilisierung der Zellmembranen (Wände zwischen den Zellen) der Hirnzellen, so dass die elektrische Erregbarkeit dieser »epileptischen« Hirnzellen verringert wird.

Die jeweils benötigte Menge Oxcarbazepin ist bei jedem Patienten verschieden, sie hängt von der Schwere der Erkrankung, dem Gewicht des Patienten sowie von Stoffwechselfaktoren ab. Durch langsamen Beginn mit einer geringen Dosis, die dann allmählich gesteigert wird, kann die Verträglichkeit erheblich verbessert werden. Die individuell für Sie und die Art Ihrer Anfälle notwendige und verträgliche Dosis muss sorgfältig von Ihrem Arzt bei mehreren Terminen festgestellt werden (S). Etwas Geduld werden Sie also aufbringen müssen. Die Art und Weise, wie Oxcarbazepin verstoffwechselt wird, lässt es ratsam erscheinen, die Tagesdosis auf zwei bis drei Einnahmezeitpunkte zu verteilen. Die übliche Tagesdosis für einen Erwachsenen liegt zwischen 1200 und 2700 mg. Das Medikament ist derzeit als Tablette zu 300 und 600 mg verfügbar.

Bei welchen Erkrankungen und wie gut hilft Oxcarbazepin?

Oxcarbazepin ist bei Patienten mit fokalen Anfällen und großen epileptischen Anfällen im Rahmen einer Herdepilepsie wirksam.

Natürlich hat Oxcarbazepin auch unerwünschte Wirkungen (Nebenwirkungen)

Gehirn und Psyche

Besonders in der Anfangsphase der Behandlung mit Oxcarbazepin, in der die tägliche Dosis noch gesteigert wird, können Müdigkeit, Schwindel und Gangunsicherheit auftreten (I). Häufig klingen diese Symptome jedoch schon nach Tagen oder wenigen Wochen wieder ab. Bei Schwindelerscheinungen oder Doppeltsehen können Sie einen Verwandten oder Bekannten nachsehen lassen, ob bei Ihnen ein Augenzittern (Nystagmus) besteht. Ihr Arzt wird Ihnen erklären, wie man das feststellt. Sollten die oben beschriebenen Beschwerden anhalten, suchen Sie unverzüglich Ihren Hausarzt oder bei beunruhigender Ausprägung gleich einen Spezialisten auf (H/S). Gewöhnlich verschwinden die störenden, aber meist ungefährlichen Symptome kurze Zeit nach der Eindosierung oder nach geringfügiger Dosiskorrektur.

Immer wieder berichten Patienten, die mit Antiepileptika behandelt werden, über Beeinträchtigungen der Leistungs- und Konzentrationsfähigkeit. Wissenschaftlich ist bislang nicht sicher geklärt, inwieweit die Medikamente darauf Einfluss nehmen. Neuropsychologischen Untersuchungen zufolge hat Oxcarbazepin keine messbaren negativen Auswirkungen auf Intelligenz, Gedächtnis und Aufmerksamkeit. Man kann jedoch nicht ausschließen, dass im Einzelfall ein störender Effekt auftritt. Falls Sie diesen Verdacht haben, suchen Sie den Rat des Spezialisten (S). Vielleicht lässt sich durch eine kleine Umstellung Abhilfe schaffen.

Internistische Symptome und innere Organe

Unter Oxcarbazepin treten gelegentlich Blutbildveränderungen auf: Zu nennen ist vor allem eine meist harmlose, vorübergehende Verminderung der weißen Blutkörperchen; daher wird auch das Blutbild während der Therapie vor allem in der Eindosierungsphase von Ihrem Arzt häufiger überprüft (I/H). Bemerken Sie Hautveränderungen, Juckreiz oder Fieber (H), sollten Sie gleich den Arzt aufsuchen. Eine Allergie auf Oxcarbazepin ist zwar seltener als unter dem verwandten Carbamazepin, kommt aber doch gelegentlich vor. Eine Schädigung der Leber ist in der Regel auch bei jahrelanger Einnahme nicht zu erwarten. Zwar finden sich häufiger Veränderungen eines bestimmten Leberwertes, der Gamma-GT, diese zeigen jedoch lediglich vermehrte Leberaktivität zum Abbau des Medikaments an. Sind die übrigen Leberwerte normal, ist eine Erhöhung der Gamma-GT auf das Zwei- bis Dreifache kein Grund zur Beunruhigung und hat keinen Krankheitswert (I). Nur ganz vereinzelt treten Entzündungen der Leber auf. Stellen Sie eine Gelbfärbung der Haut oder Abgeschlagenheit, Appetitlosigkeit oder Übelkeit fest, kommen Sie bitte sofort in die Sprechstunde (S).

Dies sollten Sie auch deswegen tun, weil Oxcarbazepin bei bestimmten Patienten zu einer wesentlichen Senkung des Natriumspiegels im Blut führen kann, was die beschriebenen Symptome auslöst. Ihr Arzt wird deswegen den Natriumspiegel regelmäßig überprüfen (I).

Herz

Bei Vorerkrankungen des Herzens kann es – obschon sehr selten – zu Herzrhythmusstörungen kommen. Informieren Sie daher Ihren Arzt über etwaige Vorerkrankungen (I).

Sonstiges

Bei Patienten mit grünem Star sollte der Augeninnendruck überprüft werden. Auch Symptome von Seiten des Magen-Darm-Traktes wie Übelkeit wurden – ebenfalls selten – beobachtet. Langsames Einschleichen der Medikation hilft, diese Beschwerden zu vermeiden oder doch zu mildern (I/S). Oxcarbazepin gehört zu den so genannten Enzyminduktoren, d. h., dass es den Stoffwechsel der Leber beschleunigt (daher auch der oben beschriebene Anstieg der Gamma-GT). Allerdings ist das Ausmaß dieser Enzyminduktion offenbar etwas schwächer als bei anderen Antiepileptika mit dieser Eigenschaft. Trotzdem kann man nicht ausschließen, dass bei Langzeiteinnahme Mangelzustände an Spurenelementen, Hormonen oder Vitaminen entstehen, die durch deren beschleunigten Abbau bedingt sind. Daher ist grundsätzlich auf Anzeichen solcher Mangelzustände zu achten (**H/S**) und bei Eintreten solcher Zeichen (z. B. deutlich verminderte Knochendichte, nächtliche Wadenkrämpfe und Schmerzen an den Fußsohlen, beschleunigter Abbau evtl. notwendiger anderer Medikamente mit deshalb reduzierter Wirksamkeit) ggf. daran zu denken, einen Wechsel der Medikation zu erwägen (**S**). Dies bedarf der sorgfältigen Abwägung von Nutzen und Risiko im Einzelfall – und: Nicht immer sind Erscheinungen wie die genannten dann auch wirklich und ausschließlich auf das Medikament zurückzuführen.

Grundsätzlich sei an dieser Stelle nochmals darauf aufmerksam gemacht, dass Oxcarbazepin eine neue Substanz ist und daher womöglich noch nicht alle Nebenwirkungen bekannt geworden sind. Besprechen Sie deswegen bitte alle unerwünschten körperlichen und geistigen Beeinträchtigungen – auch solche, die nicht auf dem Beipackzettel stehen – mit Ihrem behandelnden Arzt.

Verhütung, Schwangerschaft, Stillen

Oxcarbazepin beschleunigt wie bereits oben erwähnt nicht in gleichem Maße wie manche anderen Antiepileptika den Stoffwechsel der Leber. Der Empfängnisschutz der »Pille« kann dennoch kritisch beeinträchtigt sein.

Eine Epilepsie erhöht auch ohne antiepileptische Behandlung geringfügig das Risiko, ein Kind mit einer Fehlbildung zur Welt zu bringen. Das Risiko steigt nicht weiter an bei einer Therapie mit nur einem Antiepileptikum. Tierexperimentell gibt es bislang keine Hinweise auf eine mögliche fruchtschädigende Wirkung von Oxcarbazepin. Dennoch empfehlen sich Untersuchungen zur Früherkennung eventueller Missbildungen des Kindes, die theoretisch unter Oxcarbazepin etwas häufiger als bei nicht medikamentös Behandelten vorkommen könnten (**H/S**). Werden Sie unter der Einnahme von Oxcarbazepin schwanger, setzen Sie bitte das Medikament nicht eigenmächtig ab. Sie riskieren sonst eine Verschlechterung der Anfallssituation, was für Ihr Kind gefährlicher sein könnte als die Einnahme von Oxcarbazein. Suchen Sie stattdessen unverzüglich den Spezialisten auf und erörtern Sie mit ihm das weitere Vorgehen (**S**).

Wir haben Sie jetzt ausführlich auf die seltenen, aber möglichen Nebenwirkungen von Oxcarbazepin hingewiesen. Darüber sollten Sie nicht vergessen, dass Ihr Arzt dieses Medikament ausgewählt hat, weil es seiner Erfahrung nach für Ihre Anfälle dasjenige mit bestmöglicher Wirkung bei möglichst geringen Nebenwirkungen darstellt. Erfolg mit der Oxcarbazepin-Therapie werden er und Sie allerdings nur haben, wenn Sie die Medikation regelmäßig einnehmen. Nur so vermeiden Sie starke Schwankungen des Wirkstoffes im Blut – die Grundvoraussetzung für eine optimale Wirkung des Medikaments. Sollten nach Ausdosierung von Oxcarbazepin bis an die Verträglichkeitsgrenze oder bis zu einer bestimmten Dosierung und Blutspiegelhöhe weiterhin Anfälle auftreten, suchen Sie bitte einen in der Behandlung von Epilepsien möglichst erfahrenen Arzt auf.

Phenobarbital*, Primidon**

Patientenorientierte Darstellung des Wirk- und Nebenwirkungsprofils

(Luminal®, *Luminaletten®, **Liskantin®, **Mylepsinum®, **Resimatil®, **Primidon Holsten®)

Sehr geehrte Patientin, sehr geehrter Patient,

Sie haben von Ihrem Arzt den Wirkstoff Phenobarbital oder Primidon gegen Ihre Epilepsie verordnet bekommen. Gestützt auf unsere langjährigen, in der epileptologischen Sprechstunde gesammelten ärztlichen Erfahrungen, möchten wir Sie über die Wirkung und Nebenwirkung dieser Substanz – ergänzend zum Beipackzettel – informieren. Diese Information soll den Beipackzettel des Medikaments natürlich nicht ersetzen. Sie sollten ihn aber aufmerksam lesen und lernen, wichtige von weniger wichtigen Informationen zu unterscheiden. Der folgende Text bietet Ihnen zudem eine solide Vorinformation für ein ausführliches Gespräch mit Ihrem Arzt.

Wie wirkt das Medikament? Welche Dosierung ist die richtige?

Ihr Arzt hat Ihnen zur Behandlung der epileptischen Anfälle den Wirkstoff Phenobarbital verordnet. Seine Wirksamkeit wurde im Jahr 1912 entdeckt. Nach der Einführung neuerer Medikamente wird Phenobarbital wegen der müde machenden Nebenwirkungen nicht mehr so häufig als Mittel der ersten Wahl eingesetzt. Man kann jedoch in der Behandlung schwer verlaufender Epilepsien gelegentlich in zweiter Linie nicht darauf verzichten. Phenobarbital wirkt stabilisierend auf die Membranen (»Wände«) der Gehirnzellen und damit dämpfend auf Erregungsprozesse. Einiges spricht dafür, dass die Substanz den anfallshemmenden Botenstoff Gamma-Aminobuttersäure (GABA) im Gehirn vermehrt. Phenobarbital reagiert im Stoffwechsel sehr träge, so dass bis zum Erreichen der gleichmäßigen Blutkonzentration drei bis vier Wochen vergehen können. Erst dann kann die Wirkung beurteilt werden. Umgekehrt

49

können beim Absetzen Entzugsanfälle mit deutlicher Verzögerung nach der Reduktion auftreten.

Primidon wurde 1952 in die Epilepsietherapie eingeführt. Es wird im Körper zu 70 % in Phenobarbital umgewandelt. Ob Primidon selbst eine eigene Wirkung gegen epileptische Anfälle besitzt oder nur sein Stoffwechselprodukt Phenobarbital, ist nicht voll gesichert, aber wahrscheinlich. Zur Beurteilung der Primidon-Therapie wird deshalb auch die Phenobarbital-Konzentration im Blut mitbestimmt.

Folgende Angaben gelten für erwachsene Patienten: Phenobarbital wird meist in Tagesdosen von 100–300 mg (= 1–3 Tabletten à 100 mg) gegeben. Die Primidon-Tagesdosis liegt im Mittel zwischen 0,75 und 1,5 g, entsprechend 3–6 Tabletten à 250 mg.

Barbexaclon (Maliasin®) wurde als weiteres Antiepileptikum über viele Jahre in Deutschland eingesetzt, wurde aber vor kurzem vom Markt genommen. Barbexaclon wird im Körper zu Phenobarbital umgebaut, das die wirksame Komponente des Präparates darstellt, dabei entsprechen sich die Dosen von Barbexaclon und Phenobarbital im Verhältnis von 1:0,6. Barbexaclon gibt es als Tabletten zu 25 und 100 mg, die Tagesdosis beträgt üblicherweise 200–400 mg. Obwohl Maliasin® noch aus dem Ausland bezogen werden kann, muss man doch annehmen, dass dieser Versorgungsweg, der ohnehin schwierig ist, möglicherweise in naher Zukunft nicht mehr besteht, so dass die Deutsche Gesellschaft für Epileptologie rät, Patienten, die bisher auf Maliasin® eingestellt waren, konsequent auf Phenobarbital unter Beachtung der genannten Dosierungsregeln umzustellen. Bei einer Tagesdosis von 100 mg Maliasin® wäre also die exakt identische Phenobarbital-Tagesdosis 60 mg. Da Phenobarbital (Luminal®) als Tablette zu 100 mg bzw. 15 mg (Luminaletten®) angeboten wird, kann in der Praxis die Situation auftreten, dass die Umstellung, die im Prinzip von einem auf den anderen Tag möglich ist, die Einstellung auf eine etwas höhere oder niedrigere Dosis erfordert. Die individuelle Situation sollte dabei die Vorgehensweise bestimmen. Patienten, die schon lange anfallsfrei sind, könnten daher eher auf eine etwas niedrigere Luminal®-Dosis eingestellt werden, um das Nebenwirkungsrisiko zu senken, während man bei Patienten, die nicht anfallsfrei sind, eher »auf Nummer Sicher« gehen wird und gegebenenfalls eine etwas höhere Dosis wählt. Grundsätzlich war und ist das Nebenwirkungsspektrum von Barbexaclon dem von Phenobarbital und Primidon praktisch gleich. Die Umstellung sollte in den Händen des Spezialisten liegen (S).

Bei welchen Epilepsien und wie gut helfen Phenobarbital/Primidon?

Sie erhalten ein hochwirksames anfallsunterdrückendes Medikament gegen »große Anfälle« (Grand mal – tonisch-klonisch generalisierte Anfälle). Es eignet sich insbesondere, wenn die Anfälle in der Aufwachphase auftreten. Anfallsfreiheit durch Phenobarbital (PB) und Primidon (PRM) wird bei ca. 60 % und in Kombination mit anderen Medikamenten bei einfach- und komplexfokalen Anfällen bei ca. 50 % der Patienten erreicht. Eine gute Wirkung besitzt das Medikament auch bei den altersgebundenen Anfällen (z. B. Impulsiv-Petit-mal) in ca. 80 % der Fälle. Hier wird es als Mittel der ferneren Wahl eingesetzt, wenn damit Grand-mal-Anfälle vergesellschaftet sind.

Spezielle Vorteile: Im Vergleich zu Carbamazepin (siehe dort) und Phenytoin (siehe dort) zeigt Phenobarbital weniger Beeinträchtigungen in Bezug auf Bewegungsabläufe und auf den Magen. Es verursacht auch weniger Allergien und Blutbildveränderungen.

Natürlich haben Phenobarbital/Primidon auch unerwünschte Wirkungen (Nebenwirkungen)

Gehirn und Psyche

Nach dem heutigen Kenntnisstand wirkt sich die Langzeitgabe von Phenobarbital/Primidon ungünstig auf die geistige Entwicklung des Kindes aus (kognitive Leistungen) (I) und bei einem Teil der Kinder auch auf das Verhalten (Müdigkeit bis Unruhe und Gereiztheit). Zu beachten ist aber, dass eine schlechte Anfallssituation, die durch Phenobarbital/Primidon allein hätte verhindert werden können, sich weit negativer auf geistige Entwicklung und Verhalten auswirken kann (I). Bei Erwachsenen steht die müde machende Wirkung im Vordergrund. Sehr vorsichtige Eindosierung kann sie abschwächen, und die Müdigkeit klingt meist bald wieder ab. Bei einem kleineren Teil der Betroffenen muss die Substanz wegen bleibender Beschwerden abgesetzt werden (I).

Internistische Nebenwirkungen
Blutbildendes Organ – Knochenmark

Nebenwirkungen auf die Knochenmarkfunktion sind selten und bei guter Überwachung zu beherrschen: Eine besondere Form der Blutarmut ist die so genannte Megaloblastenanämie, die durch Gabe von Folsäure oder Vitamin

B_{12} gut zu behandeln ist. Eine Minderung der weißen Blutkörperchen oder Blutplättchen ist durch Dosisreduktion oder Absetzen zu beherrschen. Daher unbedingt die vom Arzt festgelegten Blutbildkontrollen wahrnehmen! Möglichen Blutgerinnungsstörungen bei Neugeborenen lässt sich durch Gabe von Vitamin K begegnen (**I/H**).

Haut – Allergien

Zu Beginn der Therapie (7. – 10. Tag) können masernähnliche Hautausschläge auftreten (**I/H**). Sie sind im Allgemeinen harmlos und verschwinden nach Dosisreduktion. Das Absetzen der Medikation ist meist nicht erforderlich. Der Übergang zu schweren allergischen Reaktionen ist durch Blasenbildung auf der Haut und Fieber gekennzeichnet und erfordert eine sofortige Konsultation des Arztes (**H/S**). Ebenfalls selten kann durch diese Medikamente eine Akne hervorgerufen werden (**I**).

Leber

Ein Leberwert, die so genannte Gamma-GT, steigt bei 90 % der mit diesen Medikamenten Behandelten um das Zwei- bis Sechsfache an. Dennoch sind auch nach jahrzehntelanger Einnahme keine Leberzellveränderungen festzustellen, wenn die übrigen Leberwerte in den Normgrenzen liegen (**I**). Deswegen sollten Sie zusätzliche Belastungen der Leber (etwa durch Alkohol) vermeiden.

Schilddrüse

Unter der Behandlung von Phenobarbital/Primidon kann es zu einer leichten Senkung des Schilddrüsenhormons kommen. Nur wenn sich Symptome einer Schilddrüsenunterfunktion einstellen, wird eine Behandlung mit Schilddrüsenhormon erforderlich (**I/H**).

Knochen/Kalziumstoffwechsel

Bei Langzeittherapie mit Phenobarbital/Primidon wurde manchmal eine Entkalkung der Knochen beobachtet, besonders bei Menschen mit Bewegungsstörungen in der sonnenarmen Zeit. In schwereren Fällen (z. B. bei Knochenschmerzen) ist eine Behandlung mit Vitamin D angezeigt (**H**).
Phenobarbital/Primidon gehört zu den so genannten Enzyminduktoren, d. h., dass es den Stoffwechsel der Leber beschleunigt (daher auch der oben beschriebene Anstieg der Gamma-GT). Dies kann bei Langzeiteinnahme dazu führen, dass Mangelzustände an Spurenelementen, Hormonen oder Vitaminen entstehen, die durch deren beschleunigten Abbau bedingt sind. Daher ist grundsätzlich auf Anzeichen solcher Mangelzustände zu achten (**H/S**) und bei

Eintreten solcher Zeichen (z. B. deutlich verminderte Knochendichte, nächtliche Wadenkrämpfe und Schmerzen an den Fußsohlen, beschleunigter Abbau evtl. notwendiger anderer Medikamente mit deshalb reduzierter Wirksamkeit) ggf. daran zu denken, einen Wechsel der Medikation zu erwägen (**S**). Dies bedarf der sorgfältigen Abwägung von Nutzen und Risiko im Einzelfall – und: Nicht immer sind Erscheinungen wie die genannten dann auch wirklich und ausschließlich auf das Medikament zurückzuführen.

Sehr seltene weitere Nebenwirkungen
Schultergelenksteife, Verdickung der Bindegewebsplatte der Innenhand (**H/S**), Schwellung der Beine, Durst, vermehrtes Wasserlassen (**I/H**).

Verhütung, Schwangerschaft, Stillen

Phenobarbital/Primidon mindern die Wirkung der »Pille« durch Ankurbelung des Leberstoffwechsels; daher besteht kein verlässlicher Schwangerschaftsschutz mehr (**I/S**). Besprechen Sie andere Möglichkeiten der Verhütung mit dem behandelnden Arzt und/oder Ihrem Frauenarzt.

Phenobarbital besitzt wahrscheinlich kein wesentlich erhöhtes Fehlbildungsrisiko, sofern Sie es als einziges Medikament nehmen. Primidon hat gegenüber Phenobarbital ein deutlich höheres Fehlbildungsrisiko (**I/S**). Bekannt ist ebenfalls ein Vitamin-K-Mangel beim Neugeborenen; eine entsprechende Vitaminbehandlung schon der Mutter vor der Geburt (gegebenenfalls) und des Neugeborenen begegnet dem und hilft, Blutungen zu vermeiden.

Phenobarbital tritt mit weniger als 50 % in die Muttermilch über. Beobachtet wurden Einwirkungen auf die Herz- und Kreislauffunktionen bei Neugeborenen. Dies bestätigen jedoch nicht alle Untersucher. Alle Studien nennen dagegen das Auftreten von Müdigkeit und Trinkschwäche beim Kind durch Anreicherung des Medikaments in der Muttermilch. In diesen Fällen muss umgehend abgestillt werden – natürlich behutsam zur Vermeidung von Entzugssymptomen.

Zusammenfassung

Phenobarbital/Primidon sind gegen bestimmte Anfallsarten gut wirkende, jahrzehntelang bekannte Medikamente. Sie werden nicht mehr gleich zu Beginn der Behandlung einer Epilepsie eingesetzt, bei schwerer verlaufenden Epilepsien jedoch ist auf sie mitunter nicht zu verzichten. *Die Nebenwirkungen sind im Allgemeinen ohne dauerhafte Gesundheitsschäden zu beseitigen und zu beherrschen!*

Wir haben Sie jetzt ausführlich auf die seltenen, aber möglichen Nebenwirkungen von Phenobarbital und Primidon hingewiesen. Darüber sollten Sie nicht vergessen, dass Ihr Arzt dieses Medikament ausgewählt hat, weil es seiner Erfahrung nach für Ihre Anfälle dasjenige mit bestmöglicher Wirkung bei möglichst geringen Nebenwirkungen darstellt. Erfolg mit der Phenobarbital- und Primidon-Therapie werden er und Sie allerdings nur haben, wenn Sie die Medikation regelmäßig einnehmen. Nur so vermeiden Sie starke Schwankungen des Wirkstoffes im Blut – die Grundvoraussetzung für eine optimale Wirkung des Medikaments. Sollten nach Ausdosierung von Phenobarbital/Primidon bis an die Verträglichkeitsgrenze oder bis zu einer bestimmten Dosierung und Blutspiegelhöhe weiterhin Anfälle auftreten, suchen Sie bitte einen in der Behandlung von Epilepsien möglichst erfahrenen Arzt auf.

Phenytoin

Patientenorientierte Darstellung des Wirk- und Nebenwirkungsprofils

(Epanutin®, Epilan D®, Phenhydan®, Phenytoin AWD®, Phenytoin-Gerot®, Zentropil®)

Sehr geehrte Patientin, sehr geehrter Patient,

Sie haben von Ihrem Arzt den Wirkstoff Phenytoin gegen Ihre Epilepsie verordnet bekommen. Gestützt auf unsere langjährigen, in der epileptologischen Sprechstunde gesammelten ärztlichen Erfahrungen, möchten wir Sie über die Wirkung und Nebenwirkung dieser Substanz – ergänzend zum Beipackzettel – informieren. Diese Information soll den Beipackzettel des Medikaments natürlich nicht ersetzen. Sie sollten ihn aber aufmerksam lesen und lernen, wichtige von weniger wichtigen Informationen zu unterscheiden. Der folgende Text bietet Ihnen zudem eine solide Vorinformation für ein ausführliches Gespräch mit Ihrem Arzt.

Wie wirkt Phenytoin? Welche Dosierung ist die richtige?

Bereits 1938 entdeckten die Amerikaner Merrit und Putnam die anfallsunterdrückende Wirkung von Phenytoin, die Weiterentwicklung eines chemisch verwandten Barbiturats, das auch als Antiepileptikum eingesetzt wurde. Phenytoin wirkt allerdings weniger sedierend (= ermüdend), und mit ihm gelang eine bessere Kontrolle der häufigen und therapieresistenten psychomotorischen Anfälle. Das Medikament machte daher weltweit Karriere. In den USA ist es (anders als in Europa) auch heute noch das am meisten verschriebene Antiepileptikum. Wahrscheinlich wirkt es hauptsächlich über eine Stabilisierung (= Beruhigung) überregter Membranen (»Wände«) der Hirnzellen und unterdrückt die Anfallsausbreitung. Es wird langsam aus dem Magen-Darm-Trakt aufgenommen, hauptsächlich über die Leber verstoffwechselt und ist im Blut dann in hohem Prozentsatz an Eiweiße gebunden.

Die empfohlene therapeutische Dosis liegt bei 5 mg/kg Körpergewicht; entsprechend üblich sind Tagesdosen zwischen 250 und 400 mg bei Erwachsenen. Die Tablettenstärke beträgt 100 mg. Aufgrund der langsameren Verstoffwechslung ist eine Einmalgabe der Medikamente (z. B. 3 Tabletten am Abend) möglich. Schon geringfügig höhere Dosen können zu erheblicher Anhebung des Blutspiegels bis hin zur Überdosierung führen. Eigenmächtige Dosisveränderungen sollten Sie daher unbedingt vermeiden. Bei unzureichender Dosis kann Ihr Medikament im Notfall auch gespritzt werden (Vorteil gegenüber anderen Antiepileptika).

Wechselwirkungen mit anderen Medikamenten sind häufig; darum sollten Sie Ihrem Arzt alle Medikamente nennen, die Sie einnehmen. Beispielsweise verstärkt Aspirin® (Acetylsalicylsäure) als häufiges Fiebermittel die Wirkung von Phenytoin und kann leicht zur Überdosierung führen; Phenytoin schwächt umgekehrt die Wirkung von Carbamazepin, Cortison und Hormonen (I/H) ab. Bei gleichzeitiger Marcumar®-Gabe steigt häufig der Phenytoin-Spiegel an (I/H).

Sie erhalten ein hochwirksames, anfallsunterdrückendes Medikament

Phenytoin gehört zu den am besten untersuchten Antiepileptika (AED) mit einem großen Erfahrungshintergrund. Es hat sich als besonders wirksam erwiesen gegen tageszeitlich ungebundene Grand-mal-Anfälle und so genannte fokale (= herdförmige) »kleine« Anfälle ohne Bewusstseinsstörung sowie gegen komplex-fokale Anfälle mit Bewusstseinsstörung. Bei der Ersteinstellung wird je nach Anfallstyp bei bis zu 70 % der Patienten längere Anfallsfreiheit oder sogar Anfallskontrolle erreicht. Da Phenytoin auch als Infusion gegeben werden kann, hat es sich in der Notfallbehandlung wiederholter Anfälle (Status epilepticus) bewährt. Wohl bald ist hier als Alternative das besser verträgliche Fosphenytoin, eine Vorstufe von Phenytoin, zu erwarten. Es wirkt dagegen nicht gegen Absencen (kleine generalisierte Anfälle mit kurzen Bewusstseinsstörungen) und Myoklonien.

Natürlich hat Phenytoin auch unerwünschte Wirkungen (Nebenwirkungen)

Jedes Medikament hat neben der erwünschten Wirkung auch unerwünschte Wirkungen, so genannte Nebenwirkungen. Das gilt natürlich auch für Phenytoin. Die Nebenwirkungen sollten Ihnen als Patient bekannt sein und im ersten Arztgespräch in ihrer Bedeutung erklärt werden.

Nur in ganz seltenen Einzelfällen beobachtete Nebenwirkungen finden Sie hier nicht aufgeführt: Deshalb sollten Sie jede weitere hier nicht aufgelistete Störung Ihrem Arzt mitteilen. Wir beginnen mit den Nebenwirkungen auf die Gehirnfunktion.

Gehirn und Psyche

Die meisten Nebenwirkungen sind dosisabhängig und nur in der Einstellungsphase zu beobachten. Sie sind wieder rückläufig bei Dosisreduktion: Doppelbilder, Verschwommensehen, Gleichgewichtsstörungen, verwaschenes Sprechen, Schwindel und Übelkeit (**I**). Nur höchst selten (in weniger als einem Prozent der Fälle) zwingen diese Nebenwirkungen zum Absetzen von Phenytoin. Bei akuter Überdosierung kann wider Erwarten die Anfallshäufigkeit steigen (**S**). Ein einfach für Sie erkennbares Überdosierungszeichen ist das Augenzittern (Nystagmus), das sich besonderes beim Verfolgen von Objekten verstärkt. Die genannten Symptome verschwinden meist nach kleinen Reduktionen der Dosierung (und/oder anderer Verteilung des Medikaments über den Tag) folgenlos. Aufgrund eines besonderen Verstoffwechslungsweges kann es bei Phenytoin auch in der Langzeitbehandlung zur Überdosierung kommen (**I/S**).

Gedächtnisprozesse und geistiges Leistungsvermögen können durch Phenytoin geringfügig beeinträchtigt werden. Gelegentlich erkranken die langen Arm- und Beinnerven (»periphere Neuropathie«), was sich für Sie in Kribbeln, »Ameisenlaufen« oder Wadenkrämpfen bemerkbar machen kann (**I/S**).

Blutbildveränderungen

Vorübergehende Verminderung der weißen Blutkörperchen (**I**) kommt zuweilen vor; ganz selten betrifft das auch alle anderen Blutzellen (**H/S**). In jedem Fall empfehlen sich in der Anfangsphase Blutbildkontrollen.

Haut und Bindegewebe

Allergische Hautausschläge (I) kommen gelegentlich vor, insbesondere bei rascher Dosissteigerung. Sind sie begleitet von blasigen Hautveränderungen, allgemeinem Krankheitsgefühl und Lymphdrüsenschwellungen, brauchen Sie rasch ärztliche Hilfe (H/S). Seltene Hautsymptome sind vermehrte Pigmentierung und verstärkter Haarwuchs (I). Das Zahnfleisch kann überschießend wuchern (I/H). Dies wird vor allem bei Kindern und in der Frühphase der Behandlung beobachtet.

Leberstoffwechsel

Störungen des Leberstoffwechsels sind häufig, aber meist harmlos; extrem selten sind bleibende Leberschäden (H/S). Meist findet sich eine leichte Erhöhung der Gamma-GT, die aber nur die vermehrte Stoffwechselarbeit der Leber anzeigt. Ein anhaltender starker Anstieg anderer Leberwerte verlangt ärztliche Behandlung.

Sonstiges

Phenytoin vermindert nur gelegentlich das Vitamin D (vor allem bei Kindern), was eine Rachitis begünstigt; noch seltener sind Fälle von Schilddrüsenunterfunktion. Regelmäßige Blutbildkontrollen (H/S) erfassen frühzeitig eine gut behandelbare Form der Blutarmut (Megaloblastenanämie).

Phenytoin gehört zu den so genannten Enzyminduktoren, d. h., dass es den Stoffwechsel der Leber beschleunigt (daher auch der oben beschriebene Anstieg der Gamma-GT). Dies kann bei Langzeiteinnahme dazu führen, dass Mangelzustände an Spurenelementen, Hormonen oder Vitaminen entstehen, die durch deren beschleunigten Abbau bedingt sind. Daher ist grundsätzlich auf Anzeichen solcher Mangelzustände zu achten (H/S) und bei Eintreten solcher Zeichen (z. B. deutlich verminderte Knochendichte, nächtliche Wadenkrämpfe und Schmerzen an den Fußsohlen, beschleunigter Abbau evtl. notwendiger anderer Medikamente mit deshalb reduzierter Wirksamkeit) ggf. daran zu denken, einen Wechsel der Medikation zu erwägen (S). Dies bedarf der sorgfältigen Abwägung von Nutzen und Risiko im Einzelfall – und: Nicht immer sind Erscheinungen wie die genannten dann auch wirklich und ausschließlich auf das Medikament zurückzuführen.

Verhütung, Schwangerschaft, Stillen

Phenytoin kurbelt den Leberstoffwechsel an und vermindert damit den in der »Pille« enthaltenen Hormonanteil. Ein effektiver Empfängnisschutz besteht daher womöglich nicht mehr.

Unter Phenytoin-Behandlung während der Schwangerschaft ist mit einer Verdopplung des Fehlbildungsrisikos zu rechnen. Dennoch: 98–99 % aller mit Phenytoin behandelten Mütter bringen völlig normale Kinder zur Welt. Im Übrigen gefährden gehäufte epileptische Anfälle – je schwerer, desto mehr – das ungeborene Kind stärker als die Medikamenteneinnahme. Ob Phenytoin abgesetzt werden soll oder nicht, kann daher nur der Arzt beantworten.

Obwohl mit einem gewissen Übertritt von Phenytoin in den Organismus des Neugeborenen zu rechnen ist, befürworten Ärzte das Stillen. Allerdings sollte das Gedeihen des Kindes – und sein Blutserumspiegel – sorgfältig kontrolliert werden (**S**).

Wir haben Sie jetzt ausführlich auf die seltenen, aber möglichen Nebenwirkungen von Phenytoin hingewiesen. Darüber sollten Sie nicht vergessen, dass Ihr Arzt dieses Medikament ausgewählt hat, weil es seiner Erfahrung nach für Ihre Anfälle dasjenige mit bestmöglicher Wirkung bei möglichst geringen Nebenwirkungen darstellt. Erfolg mit der Phenytoin-Therapie werden er und Sie allerdings nur haben, wenn Sie die Medikation regelmäßig einnehmen. Nur so vermeiden Sie starke Schwankungen des Wirkstoffes im Blut – die Grundvoraussetzung für eine optimale Wirkung des Medikaments. Sollten nach Ausdosierung von Phenytoin bis an die Verträglichkeitsgrenze oder bis zu einer bestimmten Dosierung und Blutspiegelhöhe weiterhin Anfälle auftreten, suchen Sie bitte einen in der Behandlung von Epilepsien möglichst erfahrenen Arzt auf.

Pregabalin

Patientenorientierte Darstellung des Wirk- und Nebenwirkungsprofils

(Lyrica®)

Sehr geehrte Patientin, sehr geehrter Patient,

Sie haben von Ihrem Arzt den Wirkstoff Pregabalin gegen Ihre Epilepsie verordnet bekommen. Wir möchten Sie über die Wirkung und Nebenwirkungen dieser Substanz – anders als im Beipackzettel – aus der umfassenden bisherigen Erfahrung in der epileptologischen Sprechstunde informieren. Pregabalin wurde 2004 in Deutschland als vorletztes neues Antiepileptikum zur Zusatzbehandlung herdförmiger Epilepsien erwachsener Patienten (ab 18 Jahre) auf den Markt gebracht. Es ist in zahlreichen europäischen Ländern und auch weltweit in verschiedenen Ländern zugelassen. In den USA wurde es im Jahr 2004 eingeführt. Pregabalin ist in den USA und der Europäischen Union auch zur Behandlung des neuropathischen Schmerzes bei Diabetikern sowie für die so genannte postherpetische Neuralgie zugelassen. Aufgrund der dennoch im Vergleich zu anderen Medikamenten relativ kurzen Erfahrung sind sein gesamtes Wirkungsspektrum und auch seine Nebenwirkungen in vollem Umfang erst im Laufe der nächsten Jahre zuverlässig abzuschätzen.

Diese Information soll den Beipackzettel des Medikaments natürlich nicht ersetzen. Sie sollen ihn aber richtig lesen und wichtige von weniger wichtigen Informationen zu unterscheiden lernen. Der folgende Text bietet Ihnen zudem eine solide Vorinformation für ein ausführliches Gespräch mit Ihrem Arzt.

Wie wirkt Pregabalin? Welche Dosierung ist die richtige?

Pregabalin hat wahrscheinlich verschiedene antiepileptische Wirkmechanismen. Es wurde zielgerichtet entwickelt, indem man das Molekül des bekannten hemmenden Botenstoffes GABA (Gamma-Aminobuttersäure) variierte. Es wirkt aber nicht direkt über diesen Hemmstoff. Der vermutete Hauptmechanismus beruht auf einer Abschwächung des Kalziumeinstroms in hyperexzitable (erregte) Neurone (Nervenzellen), indem es sich an einen speziellen Rezeptor vor dem Nervenspalt anbindet. Durch diesen Effekt wird die Freisetzung des erregenden Botenstoffes Glutamat reduziert.

Pregabalin wird rasch und nahezu vollständig vom Körper aufgenommen und geht keine Eiweißbindung ein. Die Ausscheidung erfolgt nahezu unverändert mit einer Halbwertszeit von sechs bis sieben Stunden über die Niere. Eine Verstoffwechselung über die Leber passiert nicht, wie sie bei anderen, vor allem älteren Antiepileptika wie Carbamazepin, Phenytoin und Phenobarbital, regelhaft vorkommen. Eine ungünstige Beeinflussung im Körper wirksamer Hormone (Knochen- und Sexualhormonstoffwechsel) sowie Wechselwirkungen mit anderen Medikamenten sind daher nicht zu erwarten. Auch besteht keine Abschwächung der hormonellen Antikonzeption.

Bei eingeschränkter Nierenfunktion ist allerdings eine Reduzierung der Tagesdosis erforderlich, was vor allem bei älteren Menschen zu beachten ist (Bestimmung der glomerulären Filtrationsrate). Ein Fließgleichgewicht besteht bereits nach ein bis zwei Tagen, die erste antiepileptische Wirkung kann bereits nach einer Woche erwartet werden. Ob Blutspiegeluntersuchungen notwendig oder sinnvoll sind, wird noch gegenwärtig geprüft.

Es liegen umfangreiche Studienerfahrungen in der Kombinationstherapie mit Pregabalin im Dosisbereich von 300–600 mg pro Tag vor. Diese Dosen haben sich als wirksam und gleichzeitig recht gut verträglich bewährt. Eine Dosis von 150 mg scheint bereits wirksam zu sein. Mit steigender Dosis (300 mg, 600 mg) lässt sich eine klare Dosis-Wirkungsbeziehung zeigen. Die individuell erforderliche und verträgliche Dosis Pregabalin sollte gemeinsam mit dem Epilepsiespezialisten ermittelt und festgesetzt werden (**S**). Als Initial- oder Erstdosis werden 2×75 mg in der ersten Behandlungswoche jeweils morgens und abends (Zweimalgabe notwendig) empfohlen. Bei guter Verträglichkeit kann in der zweiten Woche auf 2×150 mg gesteigert werden. In Abhängigkeit von der weiteren Verträglichkeit kann bei nachweisbarer Wirkung weiter bis auf 600 mg (2×300 mg) pro Tag gesteigert werden. Bei manchen Menschen ist dies bereits in der dritten Woche möglich, andere benötigen Zwischenschritte. Das individuell angepasste Dosierungsschema sollte mit dem Spezialisten genau abgestimmt sein (**S**). Das Medikament ist zurzeit als Tablette zu 75, 150 und 300 mg verfügbar. Es ist aktuell nur in der Zusatzbehandlung herdförmiger Anfälle (mit und ohne Ausweitung zum großen epileptischen Anfall) zugelassen. Eine Zulassung für die Monotherapie besteht nicht.

Bei welchen Erkrankungen und wie gut hilft Pregabalin?

Pregabalin ist derzeit für erwachsene Patienten mit fokalen und großen epileptischen Anfällen zugelassen, bei denen durch herkömmliche Mittel keine befriedigende Anfallssituation zu erreichen war. Seine Wirkung begrenzt sich ausschließlich auf diese herdförmigen (einfach fokal, komplex fokal und sekundär generalisiert) Anfälle. In mehreren großen klinischen Studien mit schwer einzustellenden Epilepsien aus dieser Gruppe, bei denen zuvor vier bis sechs andere Antiepileptika keine Anfallsfreiheit gebracht hatten, bewirkte der zusätzliche Einsatz von Pregabalin bei mehr als 40 % der Patienten einen Rückgang der Anfälle um mindestens die Hälfte. Diese Beobachtungen belegen die starke Wirksamkeit von Pregabalin in der Behandlung von Epilepsien.

Neben der oben beschriebenen starken Wirkung auf Neuropathien, für die es auch eine Zulassung hat, hat Pregabalin vermutlich auch eine angstlösende (anxiolytische) und schlafregulierende Wirkung, für die zurzeit noch Zulassungsstudien laufen.

Natürlich hat Pregabalin auch unerwünschte Wirkungen (Nebenwirkungen)

Da das Medikament noch neu ist, liegen naturgemäß deutlich weniger Erfahrungen vor als bei seit Jahren oder Jahrzehnten eingesetzten Mitteln. Daher sollten Sie alle unerwünschten körperlichen und geistigen Erscheinungen, die Sie bei sich unter der Einnahme von Pregabalin bemerken, mit Ihrem Arzt besprechen, selbst wenn diese nicht im Beipackzettel aufgeführt sind (H/S). Dies gilt grundsätzlich für jegliches Auftreten von Beschwerden (I). Durch unsachgemäßes Handhaben oder eigenmächtiges Absetzen des Medikaments riskieren Sie möglicherweise eine Häufung von Anfällen.

Gehirn und Psyche
Die häufigsten unerwünschten Nebenwirkungen wurden im Bereich der Hirnfunktion und der Psyche beobachtet, wobei die meisten nur vorübergehender Natur waren. In der Einstellungsphase der Behandlung, vor allem wenn sie sehr rasch durchgeführt wird, können eine allgemeine Müdigkeit, Benommenheit, Gangunsicherheit, Zittern, Unsicherheit in Zielbewegungen, Ver-

schwommen- oder Doppeltsehen, Sprechstörungen und Schwindel auftreten. Normalerweise verschwinden diese meist harmlosen Symptome kurze Zeit nach der Eindosierung oder nach einer geringfügigen Dosiskorrektur. Halten sie aber trotz verringerter Dosis an oder sind sie wie manche der genannten Symptome doch sehr schwerwiegend, wird das Medikament womöglich abgesetzt werden müssen (**I**). Auch Gedächtnis- und Konzentrationsstörungen wurden akut und im Verlauf angegeben.

Weiterhin wurden in einzelnen Fällen Stimmungsschwankungen, Depressionen, Euphorie (Hochstimmung), Verwirrtheit sowie verringerte oder gesteigerte sexuelle Empfindungsfähigkeit (Libido) und Ruhelosigkeit berichtet. Selten wurden auch Verkennungen der Umwelt (Illusionen) und Halluzinationen angegeben. Sollte eine dieser Nebenwirkungen bei Ihnen auftreten, empfehlen wir rasch den Kontakt mit dem Epilepsiespezialisten (**S**). Pregabalin hat oft eine gewünschte entspannende Begleitwirkung und kann insbesondere Angstsymptome lindern.

Internistische Symptome und innere Organe

Die häufigste Nebenwirkung in den Zulassungsstudien und auch in der klinischen Praxis ist eine Gewichtszunahme, teilweise verbunden mit Wassereinlagerungen (Ödeme), die auch isoliert auftreten können. Eine Gewichtszunahme von mehr als 7 % des Ausgangsgewichts wurde bei jedem zehnten Patienten beobachtet. Weniger als 4 % der Patienten nahmen ein Viertel ihres Körpergewichts zu. Der Mechanismus dieser Gewichtszunahme oder dieser Stoffwechselstörung wird derzeit intensiv untersucht, richtungsweisende Ergebnisse liegen allerdings noch nicht vor. Appetitsteigerung unter Pregabalin ist ein Faktor, der möglicherweise zur Gewichtssteigerung beiträgt.

Im Bereich des Magen-Darm-Trakts werden Blähungen, Verstopfung, Erbrechen und Mundtrockenheit am häufigsten als Begleitsymptome angegeben. Seltener sind Herzrhythmusbeschleunigungen und -leitungsstörungen, starkes Schwitzen, Muskelschmerzen und Muskelsteifigkeit.

Ansonsten sind weitere Störungen an inneren Organen zwar berichtet worden, aber nicht häufiger als in der unbehandelten Vergleichsbevölkerung oder unter Behandlung mit einem Scheinpräparat. Jede neu beobachtete Störung, die nicht hier aufgelistet ist, länger besteht oder eine stärkere Ausprägung hat, sollte bis zum Beweis des Gegenteils als eine mögliche Nebenwirkung von Pregabalin betrachtet werden und Anlass dazu geben, den Hausarzt oder den Spezialisten aufzusuchen (**H/S**).

Bislang gibt es keine Hinweise auf ernsthafte Nebenwirkungen der Leber oder des blutbildenden Systems. Auch allergische Reaktionen und Hautveränderungen wurden bislang nur in extrem seltenen Fällen und ohne sicheren Bezug zu Pregabalin beobachtet. Gleichwohl ist es wichtig, dass Sie bei jeglichem Auftreten von Symptomen der Haut oder der Schleimhäute Ihren Hausarzt kontaktieren und sich bei weiteren offenen Fragen rasch an den Spezialisten wenden (**H/S**).

Sonstige Störungen

Häufiger werden von Männern Störungen der Potenz (erektile Dysfunktion) angegeben, so dass Sie eine solche Beobachtung rechtzeitig Ihrem Arzt mitteilten sollten (**H/S**).

> Grundsätzlich sei an dieser Stelle nochmals darauf hingewiesen, dass Pregabalin eine neue Substanz ist und daher womöglich noch nicht alle Nebenwirkungen bekannt geworden sind. Besprechen Sie deswegen bitte alle unerwünschten körperlichen und geistigen Erscheinungen – auch solche, die nicht auf dem Beipackzettel stehen – mit Ihrem behandelnden Arzt.

Verhütung, Schwangerschaft, Stillen

Pregabalin beschleunigt offenbar nicht wie manche anderen Antiepileptika den Stoffwechsel der Leber. Der Empfängnisschutz der »Pille« ist also nicht beeinträchtigt.

Die Epilepsieerkrankung alleine erhöht auch ohne antiepileptische Behandlung geringfügig das Risiko, ein Kind mit einer Fehl- oder Missbildung zur Welt zu bringen. Bei einer Therapie mit nur einem Antiepileptikum steigt das Risiko wahrscheinlich nicht an. Pregabalin darf allerdings bei Epilepsieerkrankungen nur in Kombination gegeben werden. Im Tierversuch zeigten sich bei Mäusen keine Hinweise auf eine mögliche fruchtschädigende Wirkung von Pregabalin. Bei Ratten wurden dagegen im Bereich der doppelten Maximaldosis vereinzelt Entwicklungsverzögerungen beobachtet, bei wenigen Tieren wurde ein Nachlassen der Fruchtbarkeit festgestellt.

Die Erfahrungen am Menschen sind zurzeit nicht umfangreich genug, um definitive Aussagen treffen zu können. Daher sollte Pregabalin während der Schwangerschaft und Stillzeit nicht eingenommen werden. Falls Sie dennoch unter der Einnahme von Pregabalin schwanger werden, setzen Sie bitte das Medikament nicht eigenmächtig ab, sonst treten womöglich vermehrt Anfälle auf, die für Ihr Kind gefährlicher sein könnten als die Einnahme von Pregabalin. Suchen Sie stattdessen unverzüglich den Spezialisten auf und erörtern Sie mit ihm das weitere Vorgehen (**S**).

> Wir haben Sie jetzt ausführlich auf die seltenen, aber möglichen Nebenwirkungen von Pregabalin hingewiesen. Darüber sollten Sie nicht vergessen, dass Ihr Arzt dieses Medikament ausgewählt hat, weil es seiner Erfahrung nach für Ihre Anfälle dasjenige mit der besten Wirkung bei möglichst geringen Nebenwirkungen darstellt. Erfolg mit der Pregabalin-Therapie werden er und Sie freilich nur haben, wenn Sie die Medikation regelmäßig einnehmen. Nur so vermeiden Sie starke Schwankungen des Wirkstoffes im Blut, und das ist die Grundvoraussetzung für eine optimale Wirkung des Medikaments. Sollten nach Ausdosierung von Pregabalin bis an die Verträglichkeitsgrenze oder bis zu einer bestimmten Dosierung und Blutspiegelhöhe weiterhin Anfälle auftreten, suchen Sie bitte einen mit der Behandlung von Epilepsien möglichst erfahrenen Arzt auf.

Tiagabin

Patientenorientierte Darstellung des Wirk- und Nebenwirkungsprofils

(Gabitril®)

Sehr geehrte Patientin, sehr geehrter Patient,

Sie haben von Ihrem Arzt den Wirkstoff Tiagabin gegen Ihre Epilepsie verordnet bekommen. Gestützt auf unsere langjährigen, in der epileptologischen Sprechstunde gesammelten ärztlichen Erfahrungen, möchten wir Sie über die Wirkung und Nebenwirkung dieser Substanz – ergänzend zum Beipackzettel – informieren. Gabitril® ist erst seit 1997 in Deutschland zugelassen. Dennoch wissen wir aufgrund langjähriger Erprobung sehr gut Bescheid über seine Wirkungen und Nebenwirkungen. Diese Information soll den Beipackzettel des Medikaments natürlich nicht ersetzen. Sie sollten ihn aber aufmerksam lesen und lernen, wichtige von weniger wichtigen Informationen zu unterscheiden. Der folgende Text bietet Ihnen zudem eine solide Vorinformation für ein ausführliches Gespräch mit Ihrem Arzt.

Wie wirkt das Tiagabin? Welche Dosierung ist die richtige?

Die Zusammensetzung von Tiagabin ist mit der anderer Mittel gegen Epilepsien nicht vergleichbar. Das Medikament greift in den Stoffwechsel des erregungshemmenden Botenstoffes Gamma-Aminobuttersäure (GABA) ein. Tiagabin behindert den Wiedereintritt von GABA aus dem Raum zwischen den Nervenzellen in die Zellen selbst. Hierdurch verstärkt sich anhaltend das antiepileptische Potenzial von GABA.

Die meisten Studien geben die Erfahrungen mit Tagesdosen zwischen 30 und 80 mg wieder. Die individuell erforderliche und verträgliche Tiagabin-Dosis sollte jedoch der Epilepsiespezialist ermitteln und festsetzen (S). Grundsätzlich sollte Tiagabin langsam in den angestrebten Dosisbereich angehoben werden; das senkt das Risiko von Nebenwirkungen. Der Tiagabin-Stoffwechsel mit kurzer Halbwertzeit legt die Verteilung der Tagesdosis auf drei Einnahmezeitpunkte nahe. Das Medikament ist derzeit als Tablette zu 5, 10 und 15 mg verfügbar.

Bei welchen Erkrankungen und wie gut hilft Tiagabin?

Tiagabin wurde bislang vor allem bei Patienten mit fokalen Anfällen und großen epileptischen Anfällen eingesetzt, bei denen sich durch herkömmliche Mittel keine befriedigende Situation in Bezug auf Anfallshäufigkeit und -ausprägung erreichen ließ. Sie erhielten Tiagabin zusätzlich zu der vorbestehenden Medikation. Bei insgesamt etwa 25–40 % dieser Patienten gelang eine Verringerung der Anfallszahl um mindestens 50 %. Die wirksame Dosis im Erwachsenenalter lag bei 30 bis 80 mg Tiagabin am Tag (s. o.), wenn die Substanz in Kombination mit Carbamazepin oder Phenytoin gegeben wurde. Die Zulassung von Gabitril® beschränkt sich vorläufig auf die zusätzliche Gabe bei Patienten mit schwer behandelbaren fokalen oder Herdepilepsien.

Natürlich hat Tiagabin auch unerwünschte Wirkungen (Nebenwirkungen)

Nebenwirkungen, die den Abbruch der Behandlung erfordern, sind selten. Da das Medikament noch sehr neu ist, liegen allerdings naturgemäß deutlich weniger Erfahrungen vor als bei seit Jahren oder Jahrzehnten eingesetzten Mitteln. Daher sollten Sie alle unerwünschten körperlichen und geistigen Beeinträchtigungen, die Sie bei sich unter der Einnahme von Tiagabin beobachten sollten, mit Ihrem Arzt besprechen, selbst wenn diese Nebenwirkungen nicht im Beipackzettel aufgeführt sind (S). Beim Auftreten von Beschwerden sollte das weitere Vorgehen grundsätzlich gemeinsam mit dem Arzt festgelegt werden. Unsachgemäßes Handhaben oder eigenmächtiges Absetzen des Medikaments kann möglicherweise zu einer gefährlichen Häufung von Anfällen führen. Das wurde zwar bislang nur in Einzelfällen beobachtet, wobei zudem kein eindeutiger Zusammenhang zwischen dem Absetzen von Tiagabin und der Anfallshäufung zu belegen war. Auszuschließen aber ist eine solche Komplikation keinesfalls.

Gehirn und Psyche

Besonders in der Anfangsphase der Behandlung mit Tiagabin, in der die tägliche Dosis noch gesteigert wird, können Müdigkeit, Schwindel und Gangunsicherheit auftreten (**H/S**). Seltener wurde über Augenzittern (Nystagmus), Nervosität, Zittern, depressive Verstimmung, Stimmungsschwankungen, Verwirrtheit und Kopfschmerzen berichtet. Falls die oben beschriebenen Beschwerden anhalten, suchen Sie unverzüglich Rat bei Ihrem Hausarzt oder bei stärkerer Ausprägung gleich beim Spezialisten (**H/S**). Rasche Abhilfe bringt gewöhnlich eine Dosisverminderung oder Umverteilung der täglichen Tabletteneinnahme (**S**). Bei Schwindelerscheinungen oder Doppeltsehen können Sie einen Verwandten oder Bekannten nachsehen lassen, ob bei Ihnen ein Nystagmus besteht. Ihr Arzt wird Ihnen gern erklären, wie man das feststellt.

Immer wieder berichten Patienten, die mit Antiepileptika behandelt werden, über Störungen ihrer Leistungs- und Konzentrationsfähigkeit. Wissenschaftlich ist bislang nicht sicher geklärt, inwieweit die Medikamente daran beteiligt sind. Bisher vorliegenden Untersuchungen zufolge hat Tiagabin keine messbaren negativen Auswirkungen auf Intelligenz, Gedächtnis und Aufmerksamkeit. Man kann jedoch nicht ausschließen, dass im Einzelfall ein störender Effekt auftritt. Falls Sie diesen Verdacht haben, sollten Sie Rat beim Spezialisten suchen. Vielleicht lässt sich durch eine kleine Umstellung Abhilfe schaffen.

Internistische Symptome und innere Organe

Lediglich Übelkeit und Durchfälle wurden unter Tiagabin häufiger als unter Einnahme von Scheinpräparaten in klinischen Studien an Patienten mit Epilepsie beobachtet. In solchen Fällen sollten Sie zunächst den Hausarzt aufsuchen. Kann er andere Ursachen der Beschwerden ausschließen, wird er Sie zum Spezialisten überweisen (**H/S**).

Bislang gibt es keinen Beleg für ernsthafte Nebenwirkungen auf das Herz-Kreislauf-System, die Leber oder das blutbildende System. Nur selten und ohne bewiesenen direkten Zusammenhang mit Tiagabin wurde in Einzelfällen über Hautausschläge berichtet. Allergische Reaktionen wurden bislang unter Tiagabin nicht beobachtet.

Grundsätzlich sei an dieser Stelle nochmals darauf aufmerksam gemacht, dass Tiagabin eine neue Substanz ist und daher womöglich noch nicht alle Nebenwirkungen bekannt geworden sind. Besprechen Sie deswegen bitte alle unerwünschten körperlichen und geistigen Beeinträchtigungen – auch solche, die nicht auf dem Beipackzettel stehen – mit Ihrem behandelnden Arzt.

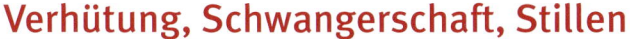

Verhütung, Schwangerschaft, Stillen

Tiagabin führt offenbar nicht wie manche andere Antiepileptika zur Beschleunigung des Leberstoffwechsels; der Empfängnisschutz der »Pille« ist also nicht beeinträchtigt.

Eine Epilepsie erhöht auch ohne antiepileptische Behandlung geringfügig das Risiko, ein Kind mit einer Fehlbildung zur Welt zu bringen. Das Risiko steigt aber nicht weiter bei einer Therapie mit nur einem Antiepileptikum. Tierexperimentell gibt es keine Hinweise auf eine fruchtschädigende Wirkung von Tiagabin. Da es bisher aber nur in Kombinationstherapie verabreicht wurde, fehlen ausreichende Erkenntnisse beim Menschen. Daher sollte Tiagabin während der Schwangerschaft und Stillzeit nicht eingenommen werden. Falls Sie dennoch unter der Einnahme von Tiagabin schwanger werden, setzen Sie bitte das Medikament nicht eigenmächtig ab, sonst treten womöglich vermehrt Anfälle auf, die für Ihr Kind gefährlicher sein könnten als die Einnahme von Tiagabin. Suchen Sie stattdessen unverzüglich den Spezialisten auf und erörtern Sie mit ihm das weitere Vorgehen.

Wir haben Sie jetzt ausführlich auf die seltenen, aber möglichen Nebenwirkungen von Tiagabin hingewiesen. Darüber sollten Sie nicht vergessen, dass Ihr Arzt dieses Medikament ausgewählt hat, weil es seiner Erfahrung nach für Ihre Anfälle dasjenige mit bestmöglicher Wirkung bei möglichst geringen Nebenwirkungen darstellt. Erfolg mit der Tiagabin-Therapie werden er und Sie allerdings nur haben, wenn Sie die Medikation regelmäßig einnehmen. Nur so vermeiden Sie starke Schwankungen des Wirkstoffes im Blut – die Grundvoraussetzung für eine optimale Wirkung des Medikaments. Sollten nach Ausdosierung von Tiagabin bis an die Verträglichkeitsgrenze oder bis zu einer bestimmten Dosierung und Blutspiegelhöhe weiterhin Anfälle auftreten, suchen Sie bitte einen in der Behandlung von Epilepsien möglichst erfahrenen Arzt auf.

Topiramat

Patientenorientierte Darstellung des Wirk- und Nebenwirkungsprofils

(Topamax®)

Sehr geehrte Patientin, sehr geehrter Patient,

Sie haben von Ihrem Arzt den Wirkstoff Topiramat gegen Ihre Epilepsie verordnet bekommen. Gestützt auf unsere langjährigen, in der epileptologischen Sprechstunde gesammelten ärztlichen Erfahrungen, möchten wir Sie über die Wirkung und Nebenwirkung dieser Substanz – ergänzend zum Beipackzettel – informieren. Auch wenn Topamax® erst seit 1998 in Deutschland zugelassen ist, gibt es nämlich durchaus schon eingehendere Erfahrungen mit dem Medikament, da es in anderen Ländern schon länger auf dem Markt verfügbar ist und darüber hinaus im Rahmen der klinischen Forschung zahlreichen Patienten mit Epilepsien schon vor der Zulassung gegeben wurde. Die Ergebnisse dieser Studien führten letztlich zur Markteinführung. Diese Information soll den Beipackzettel des Medikaments natürlich nicht ersetzen. Sie sollten ihn aber aufmerksam lesen und lernen, wichtige von weniger wichtigen Informationen zu unterscheiden. Der folgende Text bietet Ihnen zudem eine solide Vorinformation für ein ausführliches Gespräch mit Ihrem Arzt.

Wie wirkt Topiramat? Welche Dosierung ist die richtige?

Die Zusammensetzung von Topiramat ist mit der anderer Mittel gegen Epilepsien nicht vergleichbar. Das Medikament kombiniert mit hoher Wahrscheinlichkeit mehrere Wirkmechanismen. Topiramat wirkt über eine Stabilisierung der Membranen (»Wände«) der Hirnzellen, so dass ihre elektrische Erregbarkeit verringert wird. Unter anderem greift das Medikament auch in den Stoffwechsel des erregungshemmenden Botenstoffes Gamma-Aminobuttersäure (GABA) ein, von dessen erhöhter Konzentration zwischen Nervenzellen des Gehirns man sich einen antiepileptischen Effekt verspricht.

Die ersten Studien berichten über Erfahrungen mit Tagesdosen zwischen 200 und 600 mg, wobei es sich hier um eine Zusatztherapie bei schwer einstellbaren Epilepsien handelte. Inzwischen liegen auch günstige Erfahrungen bei der alleinigen Gabe von Topiramat bereits im Dosisbereich ab von 50 mg vor. Die individuell erforderliche und verträgliche Topiramat-Dosis sollte jedoch der Epilepsiespezialist ermitteln und festsetzen (**S**). Grundsätzlich sollte Topiramat allmählich in den angestrebten Dosisbereich angehoben werden (s. o.). Die Art und Weise, wie Topiramat verstoffwechselt wird, legt die Verteilung der Tagesdosis auf zwei Einnahmezeitpunkte nahe. Das Medikament ist derzeit als Tablette zu 25, 50, 100 und 200 mg verfügbar.

Bei welchen Erkrankungen und wie gut hilft Topiramat?

Topiramat wurde anfangs vor allem bei Patienten mit fokalen und großen epileptischen Anfällen eingesetzt, bei denen durch herkömmliche Mittel keine befriedigende Situation in Bezug auf Anfallshäufigkeit und -ausprägung zu erreichen war. Ihnen wurde Topiramat zusätzlich zu der vorbestehenden Medikation gegeben. Bei insgesamt etwa 50 % dieser Patienten gelang eine Verringerung der Anfallszahl um mindestens 50 %. Die wirksame Dosis im Erwachsenenalter betrug dabei zwischen ca. 200 und 600 mg Topiramat pro Tag. Es gibt Hinweise darauf, dass Topiramat auch bei nichtherdförmigen Epilepsien gute Wirksamkeit besitzt. Niedrigere Tagesdosisbereiche um 100–200 mg erwiesen sich bei alleiniger Gabe als ausreichend wirksam bei neu aufgetretenen Epilepsien. Bei älteren Patienten, die sich als Zielgruppe besonders anbieten, sind Dosen zwischen 50 und 100 mg bereits ausreichend. Die Nebenwirkungen waren deutlich geringer als in den früheren Studien mit höherer Dosis und Zusatztherapie. Inzwischen wurde Topiramat auch zur Vorbeugung von Migräneanfällen als Dauermedikation in Deutschland zugelassen.

Natürlich hat Topiramat auch unerwünschte Wirkungen (Nebenwirkungen)

Da das Medikament noch recht neu ist, liegen allerdings naturgemäß deutlich weniger Erfahrungen vor als bei seit Jahren oder Jahrzehnten eingesetzten Mitteln. Daher sollten Sie alle unerwünschten körperlichen und geistigen Beeinträchtigungen, die Sie bei sich unter der Einnahme von Topiramat bemerken, mit Ihrem Arzt besprechen, selbst wenn diese Nebenwirkungen nicht im Beipackzettel aufgeführt sind (**H/S**). Das gilt überhaupt für jegliches Auftreten von Beschwerden (**I**). Durch unsachgemäßes Handhaben oder eigenmächtiges Absetzen des Medikaments riskieren Sie möglicherweise eine Häufung von Anfällen. Das wurde zwar bislang nur in Einzelfällen beobachtet, wobei zudem kein eindeutiger Zusammenhang zwischen dem Absetzen von Topiramat und der Anfallshäufung zu belegen war. Auszuschließen aber ist eine solche Komplikation keinesfalls.

Gehirn und Psyche

Besonders in der Anfangsphase der Behandlung mit Topiramat, in der die tägliche Dosis noch gesteigert wird, können Müdigkeit, Schwindel, Gangunsicherheit, Kopfschmerzen, Gefühlsstörungen, Augenzittern (Nystagmus) und verwaschene Sprache auftreten (**H/S**). Normalerweise verschwinden die meist harmlosen Symptome kurze Zeit nach der Eindosierung oder nach einer geringfügigen Dosiskorrektur. Halten sie aber trotz verringerter Dosis an, wird man eventuell das Medikament absetzen müssen (**I**). Bei Schwindelerscheinungen oder Doppeltsehen können Sie einen Verwandten oder Bekannten nachsehen lassen, ob sich bei Ihnen Augenzittern feststellen lässt. Ihr Arzt wird Ihnen gern erklären, wie man das macht. Seltenere Nebenwirkungen können sich als erhöhte Nervosität, Stimmungsschwankungen, Verwirrtheit, psychotische Episoden mit Halluzinationen und Wahnvorstellungen, Sprech- und Sprachstörungen (vor allem Wortfindungsstörungen) bemerkbar machen (**S**). Langsames Eindosieren und sicherlich eine niedrige Erhaltungsdosis vermindern das Risiko von Nebenwirkungen. Daher erreichen Sie die vorläufige Zieldosis von 200 mg oft erst nach einigen Wochen und stellen erst dann die volle Wirksamkeit fest. In Fällen, in denen ein rascher Wirksamkeitsnachweis wichtig ist (viele Anfälle!), kann Topiramat allerdings auch wesentlich rascher eindosiert werden. Etwas Geduld müssen Sie aber in der Regel also mitbringen und dürfen sich nicht entmutigen lassen.

Immer wieder berichten Patienten, die mit Antiepileptika behandelt werden, über Beeinträchtigungen der Leistungs- und Konzentrationsfähigkeit. Wissenschaftlich ist bislang nicht sicher geklärt, inwieweit die Medikamente daran beteiligt sind. Bisher vorliegenden Untersuchungen zufolge hat Topiramat möglicherweise bei einigen Patienten negative Auswirkungen auf Aufmerksamkeit, Intelligenz und Gedächtnis. Bei einem solchen Verdacht bitten Sie den Spezialisten um Rat (**S**). Vielleicht lässt sich durch eine kleine Umstellung Abhilfe schaffen.

Internistische Symptome und innere Organe

Nierensteine wurden unter Topiramat bei ca. 1,5 % der Behandelten beobachtet. Besonders häufig trifft das Patienten, in deren Verwandtschaft Nierensteinleiden vorkommen. Erkunden Sie das und informieren Sie gegebenenfalls den Arzt. Durch regelmäßige Blut- und Urinuntersuchungen wird er dafür sorgen, Nierenstörungen beizeiten zu erkennen und zu behandeln (**H/S**). Dosisabhängige Gewichtsabnahme wurde bei 10–15 % der Patienten festgestellt.

Bislang gibt es keine Hinweise auf ernsthafte Nebenwirkungen in Bezug auf das Herz-Kreislauf-System, die Leber oder das blutbildende System. Nur selten und ohne bewiesenen direkten Zusammenhang mit Topiramat kamen vereinzelt Hautausschläge vor. In Einzelfällen wurden ein erhöhter Augeninnendruck und eine reduzierte Schwitzneigung mit Überwärmung des Körpers beobachtet. Augendruck, Kopfschmerzen oder reduzierte Hitzebelastbarkeit insbesondere bei Sport sollten Sie daher veranlassen, Ihren Arzt zu befragen (**H/S**). Allergische Reaktionen wurden bislang nicht beobachtet.

> Grundsätzlich sei an dieser Stelle nochmals darauf aufmerksam gemacht, dass Topiramat eine neue Substanz ist und daher womöglich noch nicht alle Nebenwirkungen bekannt geworden sind. Besprechen Sie deswegen bitte alle unerwünschten körperlichen und geistigen Beeinträchtigungen – auch solche, die nicht auf dem Beipackzettel stehen – mit Ihrem behandelnden Arzt.

Verhütung, Schwangerschaft, Stillen

Der Empfängnisschutz der »Pille« kann herabgesetzt sein, da Topiramat zur Wirkungsabschwächung der »Pille« führt.

Epilepsie erhöht auch ohne antiepileptische Behandlung geringfügig das Risiko, ein Kind mit einer Fehlbildung zur Welt zu bringen. Das Risiko steigt aber nicht weiter bei einer Therapie mit nur einem Antiepileptikum. Tierexperimentell gibt es keine Hinweise auf eine mögliche fruchtschädigende Wirkung von Topiramat. Die Erfahrungen in Bezug auf den Menschen sind noch nicht ausreichend. Daher sollte Topiramat während der Schwangerschaft und Stillzeit nicht eingenommen werden. Falls Sie dennoch unter der Einnahme von Topiramat schwanger werden, setzen Sie bitte das Medikament nicht eigenmächtig ab. Sonst treten womöglich vermehrt Anfälle auf, die für Ihr Kind gefährlicher sein könnten als die Einnahme von Topiramat. Suchen Sie stattdessen unverzüglich den Spezialisten auf und erörtern Sie mit ihm das weitere Vorgehen.

Wir haben Sie jetzt ausführlich auf die seltenen, aber möglichen Nebenwirkungen von Topiramat hingewiesen. Darüber sollten Sie nicht vergessen, dass Ihr Arzt dieses Medikament ausgewählt hat, weil es seiner Erfahrung nach für Ihre Anfälle dasjenige mit bestmöglicher Wirkung bei möglichst geringen Nebenwirkungen darstellt. Erfolg mit der Topiramat-Therapie werden er und Sie allerdings nur haben, wenn Sie die Medikation regelmäßig einnehmen. Nur so vermeiden Sie starke Schwankungen des Wirkstoffes im Blut – die Grundvoraussetzung für eine optimale Wirkung des Medikaments. Sollten nach Ausdosierung von Topiramat bis an die Verträglichkeitsgrenze oder bis zu einer bestimmten Dosierung und Blutspiegelhöhe weiterhin Anfälle auftreten, suchen Sie bitte einen in der Behandlung von Epilepsien möglichst erfahrenen Arzt auf.

Valproinsäure (Valproat)

Patientenorientierte Darstellung des Wirk- und Nebenwirkungsprofils

(Convulex®, Convulsofin®, Ergenyl®, Leptilan®, Mylroin®, Orfiril®, ferner z. B. Valpro AL®, Valproat AbZ®, Valproat Chrono CT®, Valproinsäure CT®, Valproat Chrono Winthrop®, Valproat HEXAL®, Valproat-neuraxpharm®, Valproat-RPh®, Valproat Sandoz®, Valpro beta®, Valprodura®, Valproinsäure-ratiopharm®, Valpro TAD®)

Sehr geehrte Patientin, sehr geehrter Patient,

Sie haben von Ihrem Arzt den Wirkstoff Valproinsäure gegen Ihre Epilepsie verordnet bekommen. Gestützt auf unsere langjährigen, in der epileptologischen Sprechstunde gesammelten ärztlichen Erfahrungen, möchten wir Sie über die Wirkung und Nebenwirkung dieser Substanz – ergänzend zum Beipackzettel – informieren. Diese Information soll den Beipackzettel des Medikaments natürlich nicht ersetzen. Sie sollten ihn aber aufmerksam lesen und lernen, wichtige von weniger wichtigen Informationen zu unterscheiden. Der folgende Text bietet Ihnen zudem eine solide Vorinformation für ein ausführliches Gespräch mit Ihrem Arzt.

Wie wirkt Valproinsäure? Welche Dosierung ist die richtige?

Die Substanz Valproinsäure ist den Chemikern schon seit über 100 Jahren bekannt, ihre antiepileptische Wirksamkeit wurde allerdings erst in den sechziger Jahren durch Zufall entdeckt. Die Art und Weise dieser antiepileptischen Wirksamkeit ist nicht sicher geklärt. Einiges spricht dafür, dass ein bestimmter Botenstoff im Gehirn, die Gamma-Aminobuttersäure (GABA) einen hemmenden Einfluss auf die Hirnerregbarkeit (anfallsverhindernd) hat. Außerdem stabilisiert sie die Membranen der Gehirnzellen, die dann nicht mehr so leicht elektrisch erregbar sind wie ohne die Medikation. Dadurch werden plötzliche gleichzeitige Entladungen vieler Zellen verhindert oder doch vermindert, so dass die Anfallsbereitschaft sinkt.

75

Die übliche Dosierung liegt zwischen 20 und 30 mg Valproinsäure pro kg Körpergewicht. Je nach Wirksamkeit und Verträglichkeit kann es aber im Einzelfall nicht nur möglich, sondern medizinisch unbedingt erforderlich sein, die Dosis deutlich höher anzusetzen. Und bitte Geduld: Die gewünschte Wirkung kann sich manchmal erst nach einigen Wochen einstellen. Die Art der Verstoffwechslung von Valproinsäure macht die Einnahme in täglicher Einmaldosis möglich. Mehrfachgaben pro Tag sind allerdings manchmal notwendig. Die oben aufgeführten Präparate enthalten Valproinsäure oder das Natriumsalz dieser Säure in verschiedenen Dosisstärken. Sie werden als Tabletten zu 150, 300, 450, 500 und 600 mg angeboten, aber auch als Kapseln, Dragees oder flüssige Lösung zum Einnehmen. Seit kurzem kann Valproinsäure auch direkt in die Vene gespritzt werden, was man bei notfallmäßiger Häufung von Anfällen und beim Status epilepticus nutzt.

Bei welchen Krankheiten und wie gut hilft Valproinsäure?

Valproinsäure wurde früher vor allem bei Patienten mit kleinen generalisierten Anfällen (Absencen), Myoklonien (generalisierte Muskelzuckungen) und großen epileptischen Anfällen eingesetzt und gilt schon lange als Medikament der ersten Wahl bei diesen Anfallsformen. Die Substanz zeichnet sich durch ein besonderes breites Wirkungsspektrum aus, so dass sie mittlerweile auch zur Behandlung von fokalen (Herd-)Anfällen mit gutem Erfolg eingesetzt wird und auch bei diesen Anfällen zu den Medikamenten erster Wahl gehört. Da Valproinsäure inzwischen auch als injizierbare Form vorliegt, kann sie auch in Fällen eingesetzt werden, in denen das Schlucken von Tabletten nicht möglich ist. Der Wirkstoff wird über Epilepsien hinaus auch zur Vorbeugung von Migräneanfällen und zur Therapie bei manisch-depressiven Erkrankungen eingesetzt und ist für diese Krankheiten in Deutschland zugelassen.

Gehirn und Psyche

Während der Behandlung mit Valproinsäure können Schwindel, Gangunsicherheit, verwaschene Sprache und Doppeltsehen auftreten. Das kommt aber noch seltener vor als unter anderen etablierten Antiepileptika (I/H). Bei Schwindelerscheinungen oder Doppeltsehen können Sie einen Verwandten oder Bekannten nachsehen lassen, ob bei Ihnen Augenzittern (Nystagmus) festzustellen ist. Ihr Arzt wird Ihnen gern erklären, wie man das macht (H/S). Bei höheren Dosen tritt gelegentlich ein Zittern der Hände (Tremor) in Erscheinung, das schon in Ruhe besteht und durch gezielte Handlungen noch verstärkt wird. Selten kommt es zu niedergeschlagener Stimmung, Antriebsarmut oder Verkennungen der Umwelt. Halten die beschriebenen Beschwerden an, suchen Sie unverzüglich Ihren Hausarzt auf oder bei beunruhigender Ausprägung gleich den Spezialisten. Normalerweise verschwinden die störenden, aber meist harmlosen Symptome kurze Zeit nach der Eindosierung oder nach einer geringfügigen Dosiskorrektur.

Obschon äußerst selten, aber typisch für Valproinsäure stellen sich manchmal innerhalb von Tagen Müdigkeit, Lethargie und tiefere Bewusstseinsstörungen ein, die so genannte Valproinsäure-Enzephalopathie. Sie verschwindet durch sofortiges Absetzen des Präparates innerhalb von Stunden bis zu wenigen Tagen wieder restlos (**H/S**). Bei massiver Müdigkeit sollten Sie daher unverzüglich Rat beim Epilepsiespezialisten suchen.

Immer wieder berichten Patienten, die mit Antiepileptika behandelt werden, von Störungen geistiger Fähigkeiten wie Gedächtnis, Konzentration u. a. (**I**). Wissenschaftlich ist bisher nicht geklärt, inwieweit die Medikamente dafür verantwortlich sind. Im Vergleich zu anderen Mitteln erscheint Valproinsäure in Bezug auf Intelligenz, Gedächtnis und Aufmerksamkeit ein eher günstiges Profil zu haben. Man kann jedoch nicht ausschließen, dass im Einzelfall ein störender Effekt auftritt. Bei solchem Verdacht beraten Sie sich bitte mit dem Spezialisten (**S**). Vielleicht lässt sich durch eine kleine Umstellung Abhilfe schaffen.

Internistische Symptome

Unter Valproinsäure berichten Patienten selten über Magenschmerzen, Übelkeit und Brechreiz. Aus der Fülle der Valproinsäure-Präparate (s. o.) wird sich in diesen Fällen sicher eines finden, das besser vertragen wird. Zu Beginn des Einsatzes von Valproinsäure, also vor etwa 20 Jahren, gab es in sehr seltenen Fällen schwerwiegende Probleme mit Valproinsäure bei mehrfach behinderten Kindern, die zudem noch andere Medikamente bekamen. Hier wurden sogar Todesfälle beobachtet. Es handelte sich hierbei um ein plötzliches Leberversagen oder – seltener – eine akute Bauchspeicheldrüsenentzündung. Diese Erfahrungen haben dazu geführt, dass insbesondere bei Kindern aus den Risikogruppen unter der Eindosierung von Valproinsäure häufige Kontrollen bestimmter Laborwerte empfohlen werden. Diese werden anfangs alle zwei Wochen, später dann nach längeren Intervallen durchgeführt. Folgendes Beschwerdebild erfordert in diesem Zusammenhang sofortige fachärztliche Hilfe (**S**): Appetitlosigkeit, Bewusstseinstrübung, neu auftretende Abneigung gegen gewohnte Speisen, Übelkeit und Erbrechen, Apathie, vermehrte Gewebewassereinlagerung, erhöhte Blutungsneigung und höhere Anfallsfrequenz. Häufig traten die genannten Beschwerden im Rahmen von fieberhaften Infekten auf. Die angesprochenen häufigen Laborkontrollen zu Behandlungsbeginn haben die Zahl der Zwischenfälle drastisch sinken lassen.

Valproinsäure beeinflusst die Blutgerinnung, was zumeist aber keine klinischen Auswirkungen hat. Sollten Sie jedoch beobachten, dass Sie zu Hautblutungen neigen, kleine Verletzungen länger bluten oder Blutergüsse vergleichsweise größer sind als früher, suchen Sie den Hausarzt oder – bei beunruhigender Ausprägung – den Epilepsiespezialisten auf (**H/S**). Von einer Kombination von Valproinsäure mit Aspirin® oder anderen Salizylaten ist wegen der erhöhten Blutungsneigung abzuraten.

Vor operativen Eingriffen sollte der Operateur nach Möglichkeit rechtzeitig von der Einnahme der Valproinsäure in Kenntnis gesetzt werden, damit entsprechende Untersuchungen der Blutgerinnung möglich sind und gegebenenfalls noch Einfluss auf die Blutungsneigung genommen werden kann.

Im Verlauf der Behandlung tritt manchmal Appetitsteigerung und damit Gewichtszunahme auf. Gelingt es nicht, den Appetit zu bremsen, muss die Valproinsäure-Dosis unter Umständen reduziert werden. Auf keinen Fall sollten so genannte Appetitzügler eingenommen werden. Die Gewichtszunahme ist nach Anpassung der Valproinsäure-Dosis rückläufig (**H/S**). Ähnliches gilt für den gelegentlich beobachteten Haarausfall (**H/S**), der nach Dosiskorrektur wieder verschwindet. In Einzelfällen ist eine Reihe anderer Nebenwirkungen beschrieben worden, die so selten sind, dass sie keiner Erwähnung bedürfen. Grundsätzlich sollten Sie aber sicherheitshalber bei neu auftretenden Beschwerden unter Valproinsäure zunächst den Hausarzt zu Rate ziehen. Kann er andere Ursachen der Beschwerden ausschließen, wird er Sie zum Spezialisten überweisen.

Verhütung, Schwangerschaft, Stillen

Unter der Einnahme von Valproinsäure wurden gehäuft Fehlbildungen der Neugeborenen beobachtet. Insbesondere so genannte Hemmungsfehlbildungen wie z. B. klaffender Wirbel- und/oder Rückenmarkskanal (die so genannte Spina bifida) sind vorgekommen (**I/S**). Das Risiko solcher Fehlbildungen beträgt 1–2 % und liegt damit um den Faktor 10 bis 20 höher als bei Schwangerschaften gesunder Mütter. Sonstige Fehlbildungen am Skelett, Herzen und Urogenitaltrakt sind ebenfalls häufiger unter Valproinsäure-Einnahme während der Schwangerschaft. Das Risiko ist geringer, wenn Valproinsäure allein (in Monotherapie) gegeben und die Dosis möglichst niedrig gehalten wird. Auch ist es in der Schwangerschaft von Vorteil, die Tagesdosis auf mehrere Einzeldosen zu verteilen. Sprechen Sie über Schwangerschaftswunsch und Schwangerschaft unbedingt frühzeitig mit dem Hausarzt und mit dem Epilepsiespezialisten, damit Sie die weitere medikamentöse Behandlung entsprechend planen können. So empfiehlt sich beispielsweise vor einer geplanten Konzeption und in der Frühschwangerschaft die gleichzeitige Gabe von Folsäure (fragen Sie hier Ihren Spezialisten!). Auf keinen Fall sollten Sie eigenmächtig die Medikation reduzieren oder gar absetzen, da dies unabsehbare Folgen für Sie und das Kind haben könnte. Da nur 3 % der Valproinsäure in die Muttermilch übertreten, spricht normalerweise nichts gegen das Stillen. Suchen Sie dennoch das Informationsgespräch mit dem Epilepsiespezialisten. Valproinsäure beschleunigt nicht den Stoffwechsel der Leber; der Empfängnisschutz der »Pille« ist also nicht beeinträchtigt.

Wir haben Sie jetzt ausführlich auf die seltenen, aber möglichen Nebenwirkungen von Valproinsäure hingewiesen. Darüber sollten Sie nicht vergessen, dass Ihr Arzt dieses Medikament ausgewählt hat, weil es seiner Erfahrung nach für Ihre Anfälle dasjenige mit bestmöglicher Wirkung bei möglichst geringen Nebenwirkungen darstellt. Erfolg mit der Valproinsäure-Therapie werden er und Sie allerdings nur haben, wenn Sie die Medikation regelmäßig einnehmen. Nur so vermeiden Sie starke Schwankungen des Wirkstoffes im Blut – die Grundvoraussetzung für eine optimale Wirkung des Medikaments. Sollten nach Ausdosierung von Valproinsäure bis an die Verträglichkeitsgrenze oder bis zu einer bestimmten Dosierung und Blutspiegelhöhe weiterhin Anfälle auftreten, suchen Sie bitte einen in der Behandlung von Epilepsien möglichst erfahrenen Arzt auf.

Vigabatrin

Patientenorientierte Darstellung des Wirk- und Nebenwirkungsprofils

(Sabril®)

Sehr geehrte Patientin, sehr geehrter Patient,

Sie haben von Ihrem Arzt den Wirkstoff Vigabatrin gegen Ihre Epilepsie verordnet bekommen. Gestützt auf unsere langjährigen, in der epileptologischen Sprechstunde gesammelten ärztlichen Erfahrungen, möchten wir Sie über die Wirkung und Nebenwirkung dieser Substanz – ergänzend zum Beipackzettel – informieren. Sabril® ist seit langem klinisch erprobt und wurde 1992 in Deutschland zugelassen. Diese Information soll den Beipackzettel des Medikaments natürlich nicht ersetzen. Sie sollten ihn aber aufmerksam lesen und lernen, wichtige von weniger wichtigen Informationen zu unterscheiden. Der folgende Text bietet Ihnen zudem eine solide Vorinformation für ein ausführliches Gespräch mit Ihrem Arzt.

Wie wirkt Vigabatrin? Welche Dosierung ist die richtige?

Chemisch ist Vigabatrin ein enger Verwandter der Gamma-Aminobuttersäure (GABA). GABA wirkt als Botenstoff im Zentralnervensystem und hemmt die Erregung der Hirnzellen. Durch Vigabatrin wird die Konzentration von GABA im Gehirn erhöht, was die zu epileptischen Anfällen führende Erregung unterdrückt.

Die meisten Studien geben die Erfahrungen mit Tagesdosen zwischen ein und drei Gramm wieder. Inzwischen weiß man, dass bei guter Verträglichkeit und noch nicht zufrieden stellender Wirksamkeit individuell auch höhere Dosen eingesetzt werden können. Dies sollte der Therapieplanung des Spezialisten vorbehalten bleiben (S). Im Gegensatz zu anderen Mitteln kann Vigabatrin rasch und innerhalb weniger Tage auf die Dosis gesteigert werden, die zunächst als die vorläufige Enddosis gilt. Das Medikament ist derzeit als Filmtablette zu 500 mg und als lösliches Pulver erhältlich.

Die Tagesdosis lässt sich auf eine oder zwei Einnahmen pro Tag verteilen. Im Einzelfall kommt auch dreimalige Gabe infrage. Auch das sollte der Spezialist entscheiden. Bei Störungen der Nierenfunktion sollte die Dosis insgesamt niedriger gewählt werden. Bitte weisen Sie den Spezialisten darauf hin, wenn bei Ihnen eine solche eingeschränkte Nierenfunktion besteht. Bei gleichzeitiger Gabe von Vigabatrin und Phenytoin (siehe dort) kann nach einigen Wochen die Konzentration des Phenytoins im Blut absinken. Einer eventuell daraufhin eintretenden Anfallshäufung lässt sich durch Korrektur der Phenytoin-Dosis nach oben begegnen.

Bei welchen Erkrankungen und wie gut hilft Vigabatrin?

Vigabatrin wurde bislang vor allem bei erwachsenen Patienten mit fokalen, herdförmigen Anfällen eingesetzt und bei großen epileptischen Anfällen, die sich aus fokalen Anfällen sekundär entwickeln. Es wurde vor allem für die Gruppe der so genannten psychomotorischen Anfälle geprüft und bei den Patienten eingesetzt, bei denen durch herkömmliche Mittel keine befriedigende Situation in Bezug auf Anfallshäufigkeit und -ausprägung erreicht werden konnte. Ihnen gab man Vigabatrin zusätzlich zu der vorbestehenden Medikation. Bei insgesamt knapp 50 % dieser Patienten gelang eine Verringerung der Anfallszahl um mindestens 50 %, ca. 7 % der Patienten wurden völlig anfallsfrei.

Darüber hinaus wurde eine gute Wirksamkeit von Vigabatrin bei den kindlichen Epilepsieerkrankungen wie Lennox-Gastaut-Syndrom und insbesondere West-Syndrom beschrieben. Die Dosis bei Kindern liegt zwischen 40 und 100 mg/kg Körpergewicht und Tag. Die bisherige Zulassung von Sabril® beschränkt sich auf die zusätzliche Gabe bei erwachsenen Patienten mit schwer behandelbaren Herdepilepsien und bei Kindern mit fokalen Anfällen sowie beim West-Syndrom und beim Lennox-Gastaut-Syndrom. Es ist von zukünftigen Studien abhängig, ob diese Zulassung auf die Behandlung anderer Epilepsien und auf die Behandlung nur mit Sabril® erweitert wird.

Natürlich hat Vigabatrin auch unerwünschte Wirkungen (Nebenwirkungen)

Nebenwirkungen, die den Abbruch der Behandlung erfordern sind selten – mit Ausnahme der unten beschriebenen Gesichtsfeldveränderungen, die besondere Beachtung verdienen. Da das Medikament noch sehr neu ist, liegen allerdings naturgemäß deutlich weniger Erfahrungen vor als bei seit Jahren oder Jahrzehnten eingesetzten Mitteln. Daher sollten Sie alle unerwünschten körperlichen und geistigen Beeinträchtigungen, die Sie bei sich unter der Einnahme von Vigabatrin beobachten sollten, mit Ihrem Arzt besprechen, selbst wenn diese Nebenwirkungen nicht im Beipackzettel aufgeführt sin. Das gilt grundsätzlich bei allen Beschwerden. Durch unsachgemäßes Handhaben oder eigenmächtiges Absetzen des Medikamentes riskieren Sie sonst womöglich eine Häufung von Anfällen.

Gehirn und Psyche

Unter der Behandlung mit Vigabatrin kann Müdigkeit auftreten. Seltener wird über Schwindel und Kopfschmerzen geklagt (I/H). Gangunsicherheit, Doppelsehen und Augenzittern (Nystagmus) kommen vereinzelt vor. Bei Schwindelerscheinungen oder Doppeltsehen können Sie einen Verwandten oder Bekannten nachsehen lassen, ob bei Ihnen Augenzittern festzustellen ist. Ihr Arzt wird Ihnen gern erklären, wie man das macht. Sollten die Beschwerden anhalten, suchen Sie unverzüglich Ihren Hausarzt oder bei beunruhigender Ausprägung gleich den Spezialisten auf. Normalerweise verschwinden die störenden, aber meist harmlosen Symptome kurze Zeit nach der Eindosierung oder nach einer geringfügigen Dosiskorrektur.

Spezielle Störungen des Sehens: Seit wenigen Jahren ist bekannt, dass ca. ein Drittel aller Patienten unter Sabril®, zum Teil auch nach Absetzen des Präparates, nicht mehr rückläufige Störungen des Gesichtsfeldes erleidet, das tunnelartig eingeengt wird. Manches spricht dafür, dass diese schwerwiegende Nebenwirkung typisch für Sabril® ist und unter der Behandlung mit anderen Antiepileptika allenfalls eine Rarität darstellt. Zur weiteren Klärung dieser Frage werden derzeit intensive wissenschaftliche Studien durchgeführt. Es wird dringend empfohlen, vor Behandlung mit Sabril® und dann ca. alle 3 Monate beim Augenarzt eine Überprüfung des Gesichtsfeldes durchführen zu lassen.

Bei wenigen Patienten kommt es zu Niedergeschlagenheit, Depressionen und sogar Psychosen mit Sinnestäuschungen (Halluzinationen) (H/S). Diese sind aber nach entsprechender Dosiskorrektur meist rasch rückläufig. Patienten, bei denen solche Symptome schon früher beobachtet wurden, scheinen unter Vigabatrin besonders gefährdet zu sein. Sie sollten Ihren Arzt daher unbedingt von einer solchen Vorgeschichte in Kenntnis setzen, wenn er beabsichtigt, Sie mit Vigabatrin zu behandeln. Beim Auftreten der genannten Symptome sollten Sie unverzüglich den Spezialarzt für Epilepsie aufsuchen. Dies gilt besonders für Kinder.

Bei ihnen kann es unter Vigabatrin ansonsten eher zu Unruhe, Nervosität, Schlafstörungen und Umtriebigkeit (**H/S**) kommen. Bei anhaltenden Beschwerden sollten Sie unverzüglich Ihren Hausarzt informieren oder bei beunruhigender Ausprägung gleich Rat beim Spezialisten suchen. Gewöhnlich verschwinden die störenden, aber meist harmlosen Symptome kurze Zeit nach der Eindosierung oder nach einer geringfügigen Dosiskorrektur.

Immer wieder berichten Patienten, die mit Antiepileptika behandelt werden, über Beeinträchtigungen der Leistungs- und Konzentrationsfähigkeit (**H/S**). Wissenschaftlich ist bislang nicht sicher geklärt, inwieweit die Medikamente daran beteiligt sind. Im Vergleich zu anderen Mitteln scheint Vigabatrin in Bezug auf Intelligenz, Gedächtnis und Aufmerksamkeit ein eher günstiges Profil zu haben. Man kann jedoch nicht ausschließen, dass im Einzelfall ein störender Effekt auftritt. Bei solchem Verdacht suchen Sie Rat beim Spezialisten. Vielleicht lässt sich durch eine kleine Umstellung Abhilfe schaffen.

Internistische Symptome

Gelegentlich wird unter Vigabatrin eine Gewichtszunahme beobachtet. Übelkeit, Erbrechen, Bauchschmerzen, Appetitlosigkeit und Verstopfung sind selten. In solchen Fällen sollten Sie zunächst den Hausarzt aufsuchen. Kann er andere Ursachen oder Beschwerden ausschließen, wird er Sie zum Spezialisten überweisen.

Innere Organe

Bislang gibt es keine Hinweise auf ernsthafte Nebenwirkungen in Bezug auf das Herz-Kreislauf-System, die Leber oder das blutbildende System. Allerdings wurde in Einzelfällen ein Abfall der Konzentration des roten Blutfarbstoffes (Hämoglobin) und noch seltener der weißen Blutkörperchen beobachtet. Daher sollte der Arzt vor allem zu Beginn der Therapie regelmäßig das Blutbild überprüfen, wenn bei Ihnen eine Anämie (Blutarmut) vorliegt. Falls dabei Veränderungen auftreten, beraten Sie sich mit einem Spezialisten. Allergien wurden bislang nicht unter Vigabatrin beobachtet. Vereinzelt kann es zum Abfall bestimmter Leberwerte (GPT und GOT) kommen, denen keine krankhafte Bedeutung beigemessen werden kann.

Grundsätzlich sei an dieser Stelle nochmals darauf aufmerksam gemacht, dass Vigabatrin eine neue Substanz ist. Daher lässt sich nicht ausschließen, dass Nebenwirkungen auftreten, die bisher nicht bekannt wurden. Besprechen Sie deswegen bitte alle unerwünschten körperlichen und geistigen Beeinträchtigungen – auch solche, die nicht auf dem Beipackzettel stehen – mit Ihrem behandelnden Arzt.

Verhütung, Schwangerschaft, Stillen

Vigabatrin beschleunigt offenbar nicht wie manche andere Antiepileptika den Stoffwechsel der Leber; der Empfängnisschutz der »Pille« ist also nicht beeinträchtigt.

Eine Epilepsie erhöht geringfügig das Risiko, ein Kind mit einer Fehlbildung zur Welt zu bringen. Bei einer Therapie mit nur einem Antiepileptikum steigt das Risiko nicht weiter an. Tierexperimentell gibt es keine Hinweise auf eine mögliche fruchtschädigende Wirkung von Vigabatrin; in Bezug auf den Menschen aber ist die Erfahrungsbasis noch zu schmal. Daher sollte Vigabatrin während der Schwangerschaft und Stillzeit nicht eingenommen werden. Sollten Sie dennoch unter der Einnahme von Vigabatrin schwanger werden, setzen Sie bitte das Medikament nicht eigenmächtig ab. Sie riskieren sonst Anfälle, die für Ihr Kind gefährlicher sein könnten als die Einnahme von Vigabatrin. Suchen Sie stattdessen unverzüglich den Spezialisten auf und erörtern Sie mit ihm das weitere Vorgehen.

Wir haben Sie jetzt ausführlich auf die seltenen, aber möglichen Nebenwirkungen von Vigabatrin hingewiesen. Darüber sollten Sie nicht vergessen, dass Ihr Arzt dieses Medikament ausgewählt hat, weil es seiner Erfahrung nach für Ihre Anfälle dasjenige mit bestmöglicher Wirkung bei möglichst geringen Nebenwirkungen darstellt. Erfolg mit der Vigabatrin-Therapie werden er und Sie allerdings nur haben, wenn Sie die Medikation regelmäßig einnehmen. Nur so vermeiden Sie starke Schwankungen des Wirkstoffes im Blut – die Grundvoraussetzung für eine optimale Wirkung des Medikaments. Sollten nach Ausdosierung von Vigabatrin bis an die Verträglichkeitsgrenze oder bis zu einer bestimmten Dosierung und Blutspiegelhöhe weiterhin Anfälle auftreten, suchen Sie bitte einen in der Behandlung von Epilepsien möglichst erfahrenen Arzt auf.

Zonisamid

Patientenorientierte Darstellung des Wirk- und Nebenwirkungsprofils

(Zonegran®)

Sehr geehrte Patientin, sehr geehrter Patient,

Sie haben von Ihrem Arzt den Wirkstoff Zonisamid gegen Ihre Epilepsie verordnet bekommen. Wir möchten Sie über die Wirkung und Nebenwirkungen dieser Substanz – anders als im Beipackzettel – aus der umfassenden bisherigen Erfahrung in der epileptologischen Sprechstunde und den Erfahrungen von anderen Ländern informieren.

Zonisamid wurde 2005 in Deutschland als zurzeit neuestes Antiepileptikum zur Zusatzbehandlung herdförmiger Epilepsien erwachsener Patienten (ab 18 Jahre) auf den Markt gebracht. Es ist in zahlreichen europäischen Ländern und auch weltweit in vielen Ländern zugelassen. In Japan wurde das Medikament bereits 1989, in den USA 2000 eingeführt. Aufgrund der Langzeiterfahrungen in Japan gilt dort eine erweiterte Zulassung, die auch generalisierte Epilepsien, Kinder ab einem Jahr und die Monotherapie einschließt. Es liegen somit auch schon bedeutsame Behandlungserfahrungen an Patienten mit Beobachtungszeiten von teilweise über zehn Jahren vor. Aufgrund der dennoch im Vergleich zu anderen Medikamenten relativ kurzen Erfahrung sind sein gesamtes Wirkungsspektrum und auch seine Nebenwirkungen in vollem Umfang erst im Laufe der nächsten Jahre zuverlässig abschätzbar.

Diese Information soll den Beipackzettel des Medikaments natürlich nicht ersetzen. Sie sollen ihn aber richtig lesen und wichtige von weniger wichtigen Informationen zu unterscheiden lernen. Der folgende Text bietet Ihnen zudem eine solide Vorinformation für ein ausführliches Gespräch mit Ihrem Arzt.

Wie wirkt Zonisamid? Welche Dosierung ist die richtige?

Zonisamid hat verschiedene antiepileptische Wirkmechanismen. Ähnlich wie klassische Antiepileptika wie Carbamazepin oder Phenytoin blockiert es spannungsabhängige Natriumkanäle an der Zelle. Darüber hinaus ist eine Blockade spannungsabhängiger Kalziumkanäle, der kaliumabhängigen, überschießenden Reaktion der erregenden Aminosäure Glutamat und damit die Verringerung der durch Glutamat hervorgerufenen Erregung an der Nervenzelle, die Unterstützung erregungshemmender Botenstoffe im Gehirn und – wie bei Topiramat – eine Wirkung auf das Enzym Carboanhydrase belegt. Zonisamid ist ein Abkömmling des Benzisooxazol und enthält ähnlich wie bestimmte Antibiotika eine Sulfonamidgruppe, ohne dass es dadurch auch antibiotisch wirksam wäre. Es wird rasch und nahezu vollständig vom Körper aufgenommen. Die Eiweißbindung beträgt 40 %, das heißt, dass letztlich nur 60 % des aufgenommenen Medikaments wirksam sind. Vorteilhaft ist, dass Zonisamid keiner wesentlichen Leberverstoffwechslung unterliegt und über die Niere ausgeschieden wird. Hierdurch entsteht kein Einfluss auf Hormone oder andere, durch die Leber verstoffwechselte Antiepileptika. Diese allerdings können die Blutkonzentration von Zonisamid beeinflussen, so dass in Kombination mit Primidon, Phenobarbital, Phenytoin, Carbamazepin und auch – in schwächerem Ausmaß – mit Valproinsäure die Ausscheidung von Zonisamid beschleunigt wird und somit niedrigere Konzentrationen im Blut bestehen können. Dann kann es sinnvoll sein, die Zonisamiddosis zu erhöhen, um eine bessere klinische Wirksamkeit zu erzielen. Umgekehrt kann bei Reduzierung oder Absetzen der vorgenannten Medikamente und unveränderter Zonisamid-Dosis dessen Konzentration im Blut ansteigen, was dann gegebenenfalls auch zu vermehrten Nebenwirkungen (aber auch zu besserer Wirksamkeit) führen könnte. Ihr Arzt sollte auf diese Möglichkeiten achten und je nach klinischer Situation dafür Sorge tragen, dass Sie mit Zonisamid optimal eingestellt werden. Grundsätzlich führt die lange Halbwertszeit von 63 Stunden dazu, dass man Zonisamid in aller Regel nur morgens und abends einnehmen muss und dass es bei Dosisänderungen einige Tage dauert, bis sich das Fließgleichgewicht im Blut eingestellt hat und sich der Effekt sowie die Verträglichkeit beurteilen lassen.

Es liegen umfangreiche Studienerfahrungen im Dosisbereich von 300–600 mg pro Tag vor. Diese Dosen haben sich als wirksam und gleichzeitig recht gut verträglich erwiesen. Es gibt Hinweise darauf, dass auch schon niedrigere Dosen um 200 mg gut wirksam sein können, was dann natürlich die Chance auf eine bessere Verträglichkeit erhöhen würde. Allerdings kann derzeit diese Tagesdosis aufgrund einer begrenzten Studienlage noch nicht als wirksame Dosis empfohlen werden. Entsprechende Studien werden zurzeit auch in Deutschland durchgeführt. Die individuell erforderliche und verträgliche Dosis Zonisamid sollte letztlich der Epilepsiespezialist ermitteln und festsetzen (**S**).

Grundsätzlich sollte Zonisamid allmählich in den angestrebten Dosisbereich angehoben werden. Eine Dosis von 2×25 mg in der ersten Behandlungswoche mit einer weiteren Anhebung der Dosis auf 2×50 mg in der zweiten, auf 2×100 mg in der dritten und auf 2 x 150 mg oder 100 mg morgens und 200 mg abends in der vierten Behandlungswoche wird derzeit empfohlen. Es kann aber durchaus ratsam sein, das Dosierungsschema noch vorsichtiger und langsamer zu gestalten (**S**). Eine Verteilung der Tagesdosis auf mindestens zwei Einnahmezeitpunkte ist notwendig und ausreichend. Das Medikament ist gegenwärtig als Tablette zu 25, 50 und 100 mg verfügbar. Es ist zurzeit in der Zusatzbehandlung herdförmiger Anfälle (mit und ohne Ausweitung zum großen epileptischen Anfall) zugelassen. Wechselwirkungen mit anderen Medikamenten, zum Beispiel zur Gerinnungshemmung oder zur Verhütung, sind, wie oben erwähnt, nicht belegt und nicht zu erwarten.

Bei welchen Erkrankungen und wie gut hilft Zonisamid?

Zonisamid ist derzeit bei erwachsenen Patienten mit fokalen und großen epileptischen Anfällen zugelassen, bei denen durch herkömmliche Mittel keine befriedigende Anfallssituation zu erreichen war. In mehreren großen klinischen Studien mit schwer einzustellenden Epilepsien bewirkte der zusätzliche Einsatz von Zonisamid bei mehr als 30 % der Patienten einen Rückgang der Anfälle um mindestens die Hälfte. Diese Beobachtungen belegen die starke Wirksamkeit von Zonisamid. Es gibt gute Hinweise darauf, dass Zonisamid ein breites Wirkspektrum hat und auch bei generalisierten Anfällen eine hohe Wirksamkeit besitzt. Dem trägt die oben erwähnte Zulassung in Japan bereits seit Jahren Rechnung. In Deutschland steht die Zulassung hierfür aber noch aus.

Natürlich hat Zonisamid auch unerwünschte Wirkungen (Nebenwirkungen)

Da das Medikament noch neu ist, liegen naturgemäß deutlich weniger Erfahrungen vor als bei seit Jahren oder Jahrzehnten eingesetzten Mitteln. Daher sollten Sie alle unerwünschten körperlichen und geistigen Erscheinungen, die Sie bei sich unter der Einnahme von Zonisamid bemerken, mit Ihrem Arzt besprechen, selbst wenn diese nicht im Beipackzettel aufgeführt sind (**H/S**). Das gilt grundsätzlich für jegliches Auftreten von Beschwerden (**I**). Durch unsachgemäßes Handhaben oder eigenmächtiges Absetzen des Medikaments riskieren Sie möglicherweise eine Häufung von Anfällen.

Gehirn und Psyche

In der Einstellungsphase der Behandlung, besonders wenn sie sehr rasch durchgeführt wird, können eine allgemeine Müdigkeit, Schwindel, aber auch reduzierte Spontaneität, Reizbarkeit, Schlafstörungen, Depressionen, Konzentrations- und Gedächtnisstörungen und in seltenen Fällen auch Psychosen mit Verkennungen der Umwelt (Illusionen) und Halluzinationen, ferner Gangunsicherheit, Augenzittern (Nystagmus) und eine verwaschene Sprache auftreten (**H/S**). Eine weitere typische Nebenwirkung können Parästhesien, also Empfindungsstörungen wie Kribbeln sein, die sich oft nach einigen Wochen bessern oder ganz aufhören. Sie sind störend, aber keinesfalls gefährlich. Normalerweise verschwinden die zumeist harmlosen Symptome kurze Zeit nach der Eindosierung oder nach einer geringfügigen Dosiskorrektur. Halten sie aber trotz verringerter Dosis an oder sind sie wie manche der genannten Symptome schwerwiegend, wird man eventuell das Medikament absetzen müssen (**I**).

Langsames Eindosieren vermindert wahrscheinlich das Risiko der meisten oben aufgeführten Nebenwirkungen. Etwas Geduld müssen Sie also mitbringen. Lassen Sie sich nicht entmutigen.

Internistische Symptome und innere Organe

Die vorliegenden Studien berichten zum Teil von einem erhöhten Nierenstein-Risiko. Daher ist es wichtig, zur Vorbeugung auf ausreichende Flüssigkeitszufuhr zu achten. Falls in Ihrer Familie gehäuft Nierensteine aufgetreten sind, sollten Sie Ihren Arzt informieren (**H/S**). In diesem Fall kann es ratsam sein, ein anderes Medikament einzusetzen. Ferner kommt es bei einem beträchtlichen Teil der Patienten zu einer meist mäßigen Gewichtsabnahme.

Ansonsten sind weitere Störungen an inneren Organen zwar berichtet worden, aber nicht häufiger als in der unbehandelten Vergleichsbevölkerung oder unter Behandlung mit einem Scheinpräparat. Grundsätzlich sind aber aufgrund der noch weniger vorhandenen Erfahrungen alle unter Zonisamid beobachteten Störungen zunächst als Nebenwirkung zu verdächtigen und sollten bei längerem Bestehen oder stärkerer Ausprägung Anlass dazu geben, den Hausarzt oder den Spezialisten aufzusuchen (**H/S**).

In seltenen Fällen (weniger als 1 %) wurden isoliert diskrete Verminderungen des Blutfarbstoffs sowie der Anzahl der weißen und roten Blutkörperchen beobachtet. Bislang gibt es jedoch keine Hinweise auf ernsthafte Nebenwirkungen auf das Herz-Kreislauf-System, die Leber oder das blutbildende System. Allergische Reaktionen und Hautveränderungen wurden bislang nur in extrem seltenen Fällen beobachtet. Gleichwohl ist es wichtig, dass Sie bei jeglichem Auftreten von Symptomen der Haut oder der Schleimhäute Ihren Hausarzt kontaktieren und sich bei weiter offenen Fragen rasch an den Spezialisten wenden (**H/S**).

> Grundsätzlich sei an dieser Stelle nochmals darauf aufmerksam gemacht, dass Zonisamid eine neue Substanz ist und daher womöglich noch nicht alle Nebenwirkungen bekannt geworden sind. Besprechen Sie deswegen bitte alle unerwünschten körperlichen und geistigen Erscheinungen – auch solche, die nicht auf dem Beipackzettel stehen – mit Ihrem behandelnden Arzt.

Verhütung, Schwangerschaft, Stillen

Zonisamid beschleunigt offenbar nicht wie manche andere Antiepileptika den Stoffwechsel der Leber. Der Empfängnisschutz der »Pille« ist also nicht beeinträchtigt.

Epilepsie erhöht auch ohne antiepileptische Behandlung geringfügig das Risiko, ein Kind mit einer Missbildung zur Welt zu bringen. Bei einer Therapie mit nur einem Antiepileptikum steigt das Risiko nicht weiter an. Tierexperimentell gibt es bislang keine Hinweise auf eine mögliche fruchtschädigende Wirkung von Zonisamid. Die Erfahrungen am Menschen sind noch nicht umfangreich genug, um definitive Aussagen treffen zu können. Daher sollte Zonisamid während der Schwangerschaft und Stillzeit nicht eingenommen werden.

Falls Sie dennoch unter der Einnahme von Zonisamid schwanger werden, setzen Sie bitte das Medikament nicht eigenmächtig ab. Sonst treten womöglich vermehrt Anfälle auf, die für Ihr Kind gefährlicher sein könnten als die Einnahme von Zonisamid. Suchen Sie stattdessen unverzüglich den Spezialisten auf und erörtern Sie mit ihm das weitere Vorgehen.

Wir haben Sie jetzt ausführlich auf die seltenen, aber möglichen Nebenwirkungen von Zonisamid hingewiesen. Darüber sollten Sie nicht vergessen, dass Ihr Arzt dieses Medikament ausgewählt hat, weil es seiner Erfahrung nach für Ihre Anfälle dasjenige mit der besten Wirkung bei möglichst geringen Nebenwirkungen darstellt. Erfolg mit der Zonisamid-Therapie werden er und Sie freilich nur haben, wenn Sie die Medikation regelmäßig einnehmen. Nur so vermeiden Sie starke Schwankungen des Wirkstoffes im Blut, und dies ist eine Grundvoraussetzung für optimale Wirkung des Medikaments. Sollten nach Ausdosierung von Zonisamid bis an die Verträglichkeitsgrenze oder bis zu einer bestimmten Dosierung und Blutspiegelhöhe weiterhin Anfälle auftreten, suchen Sie bitte einen mit der Behandlung von Epilepsien möglichst erfahrenen Arzt auf.

Internetadressen*

Portale

Deutsche Gesellschaft für Epileptologie
www.izepilepsie.de

Epilepsie-Informationen
www.epilepsie-informationen.de

Epilepsie-Netz
www.epilepsie-netz.de

Deutsches Epilepsiemuseum Kork
www.epilepsiemuseum.de

EURAP Schwangerschaftsregister
www.eurap.de

Selbsthilfegruppen

Epilepsie-Netzwerk
www.epilepsie-online.de

Interessenvereinigung für Anfallskranke in Köln
www.epilepsien.de

Deutsche Epilepsievereinigung e. V. (DE)
www.epilepsie.sh

Epilepsie-Seminare
www.epilepsie-seminare.de

---

* Mithilfe der angegebenen Internetadressen erhalten Sie am einfachsten, umfassend und immer aktuell die gewünschten Informationen zu Veranstaltungen, Beratungsterminen, Ambulanzen, Selbsthilfegruppen, Medienereignissen.

Bibliografische Information der
Deutschen Nationalbibliothek
Die Deutsche Nationalbibliothek verzeichnet
diese Publikation in der Deutschen
Nationalbibliografie; detaillierte bibliografische Daten sind im Internet über
http://dnb.d-nb.de abrufbar

Programmplanung: Thomas Kleeberg

Redaktion: Uli Ellwanger

Umschlaggestaltung:
Cyclus · Visuelle Kommunikation, Stuttgart

Wichtiger Hinweis:
Wie jede Wissenschaft ist die Medizin ständigen Entwicklungen unterworfen. Forschung
und klinische Erfahrung erweitern unsere
Erkenntnisse, insbesondere was Behandlung
und medikamentöse Therapie anbelangt. So-
weit in diesem Werk eine Dosierung oder eine
Applikation erwähnt wird, darf der Leser zwar
darauf vertrauen, dass Autoren und Verlag
große Sorgfalt darauf verwandt haben, dass
diese Angabe **dem Wissensstand bei Fertig-
stellung des Werkes** entspricht.
Die Ratschläge und Empfehlungen dieses
Buches wurden vom Autor und Verlag nach
bestem Wissen und Gewissen erarbeitet und
sorgfältig geprüft. Dennoch kann eine Garantie nicht übernommen werden. Eine Haftung
des Autors, des Verlages oder seiner Beauf-
tragten für Personen-, Sach- oder Vermögens-
schäden ist ausgeschlossen.

1. und 2. Auflage Blackwell Verlag
3. Auflage 2004 TRIAS Verlag

4. vollständig überarbeitete Auflage

© 2006 TRIAS Verlag in MVS
Medizinverlage Stuttgart GmbH & Co. KG
Oswald-Hesse-Straße 50, 70469 Stuttgart

Printed in Germany

Satz: Fotosatz H. Buck, Kumhausen
gesetzt in QuarkXPress
Druck: Westermann Druck Zwickau GmbH,
Zwickau

Gedruckt auf chlorfrei gebleichtem Papier

ISBN: 3-8304-3384-0
ISBN: 978-3-8304-3384-2   2 3 4 5 6